林炳杰◎主编

Zhiye Weisheng Jichu Jianshe Shiwu

职业卫生基础建设实务

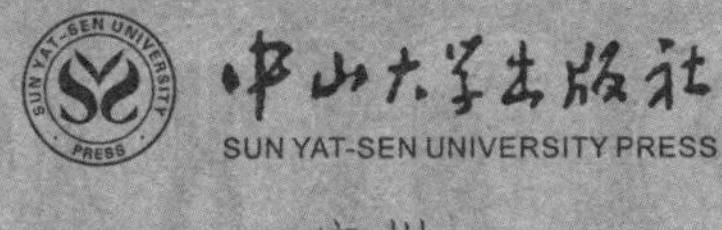

·广州·

图书在版编目（CIP）数据

职业卫生基础建设实务/林炳杰主编．—广州：中山大学出版社，2013.11
ISBN 978-7-306-04750-2

Ⅰ．①职…　Ⅱ．①林…　Ⅲ．①职业病—防治—研究—中国　Ⅳ．①R135

中国版本图书馆 CIP 数据核字（2013）第 286545 号

出 版 人：徐　劲
策划编辑：曹巩华　鲁佳慧
责任编辑：鲁佳慧
封面设计：林绵华
责任校对：周　玢
责任技编：何雅涛
出版发行：中山大学出版社
电　　话：编辑部 020-84111996，84113349，84111997，84110779
　　　　　发行部 020-84111998，84111981，84111160
地　　址：广州市新港西路 135 号
邮　　编：510275　　传　真：020-84036565
网　　址：http：//www.zsup.com.cn
　　　　　E-mail：zdcbs@mail.sysu.edu.cn
印 刷 者：广州家联印刷有限公司
规　　格：880mm×1230mm　1/32　7.5 印张　200 千字
版次印次：2013 年 11 月第 1 版　2014 年 4 月第 2 次印刷
印　　数：10001～15000 册　定　价：25.80 元

《职业卫生基础建设实务》编委会

顾　问　朱光华　欧瑞志　杨北兵
主　编　林炳杰
副主编　黄先青　郭国强　蔡日东
编写人员（按姓氏笔画排列）
叶伟国　深圳市宝安区石岩卫生监督所
边寰锋　深圳市宝安区沙井卫生监督所
吕惠中　深圳市宝安区沙井卫生监督所
张　胜　深圳市宝安区松岗卫生监督所
张　矗　深圳市宝安区石岩卫生监督所
汪亚松　深圳市宝安区卫生监督所
陈伟武　深圳市宝安区卫生监督所
陈金茹　深圳市宝安区松岗卫生监督所
周　伟　深圳市职业病防治院
林祥吉　深圳市宝安区西乡卫生监督所
赵转地　深圳市宝安区松岗卫生监督所
唐　飞　深圳市宝安区福永卫生监督所
钱　旭　深圳市宝安区卫生监督所
谌阿璟　深圳市宝安区西乡卫生监督所
董金华　深圳市宝安区新安街道推进安全社区创建工作委员会办公室

主编简介

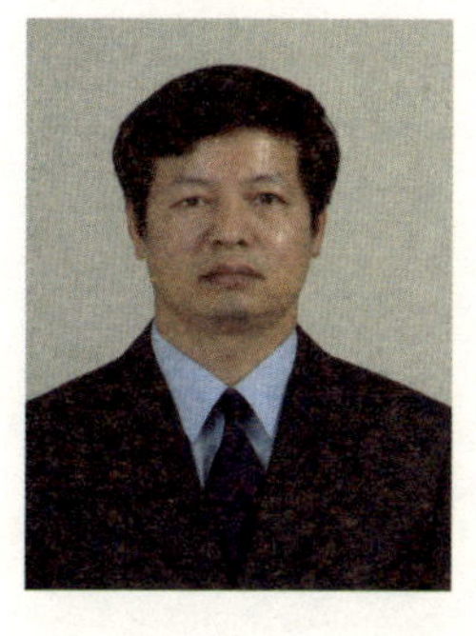

林炳杰，男，1965年生，公共卫生硕士，副主任医师，从事职业卫生工作20多年，现为深圳市宝安区卫生监督所所长、“广东省职业病诊断鉴定专家库”专家和“广东省职业卫生专家库”专家。2000年被卫生部评为“全国职业卫生先进工作者”，被中共广东省委、广东省人民政府授予“广东省劳动模范”称号；2012年被深圳市宝安区委、宝安区政府评为“宝安区建区20周年优秀人物”。

邮箱：Linbingjie2013@126. com

序

翻阅了本书的书稿后，我觉得这是一本挺有特色、挺接地气、挺有实用价值和指导价值的职业卫生基础建设的参考书。深圳市的同仁能编写出这本书，我想是偶然中的必然。

首先，该书的诞生地是职业卫生基础建设较好的深圳市。深圳是中国改革开放的前沿城市，敢闯敢试、敢为天下先。在职业卫生领域，深圳也是出经验、出成果的地方。作为深圳市职业卫生的先进代表区——宝安区，是全国首批 19 个基本职业卫生服务试点区之一。该区积极探索职业卫生监管的路子，其所取得的成绩和经验，得到了世界卫生组织官员的赞赏。2007 年，世界卫生组织总部专家 Gerry 博士在考察宝安区基本职业卫生服务试点项目进展情况后指出："宝安区在基本职业卫生工作方面取得了很好的经验，这个经验可以作为典范在中国乃至全球推广。"经过多年的试点，深圳市的职业病危害已得到了有效的控制，职业卫生工作得到了全国同行的肯定。本书中的很多指导性意见，实际上是深圳市职业卫生监管工作的经验总结，具有很强的可操作性和良好的预期效果。

其次，该书的作者均是实践经验非常丰富的专业人员。主编林炳杰为省级职业卫生专家，从事职业卫生工作 20 多年，曾获"全国职业卫生先进工作者"、"广东省劳动模范"等荣誉；副主编黄先青为国家级职业卫生专家，长期从事职业病防治工作的管理和研究工作，在职业卫生领域有较高的造诣。他们带领的编写团队，秉着勇于担当的精神和对用人单位高度负责的态度，将管理心得、实践经验和研究成果融汇于书中。可以说，该书是从实践中来，又到实践中去，很接地气。

再次，该书对用人单位很实用。书中对法律条文理解透彻，对如何贯彻实施提供了专业的指导意见，便于用人单位参照落实。书中所附的规章制度、应急预案等参考范本，是在本地一些企业试用的基础上修订而成的，具有较高的实际参考价值。书中提供的职业病事故案例（包括苯中毒、三氯乙烯中毒、正己烷中毒、二氯乙烷中毒、矽肺和密闭空间作业事故等），都是近年来各地常见的事故，能起到很好的警醒作用，这也是本书的一大特色和亮点。该书还结合实际，丰富了警示标识的内容，如按照《中华人民共和国职业病防治法》的要求，设计了正己烷、三氯乙烯、三氯甲烷、二氯乙烷等化学品的参考包装标识和作业岗位告知卡，便于用人单位直接参照使用。

最后，该书对职业卫生监管人员来说有较高的学习参考价值。职业卫生监督管理是一项政策性和专业性都很强的工作，不但要求监管人员熟谙法律法规，能够依法监督办案，还要树立“监管就是服务”的理念，具备识别、评价和控制职业病危害的相关知识，特别是要掌握本地区重点职业病危害的防治知识。只有精通本专业的业务，才能更好地指导用人单位开展职业卫生工作，达到预防控制职业病危害的目的。该书专业性强，知识点多，理论联系实际，知识性和实用性相结合，也是安全生产监管等部门中从事职业卫生监管工作人员的工具书。

总之，该书能立足于改革开放前沿的深圳、面向全国，相信能为用人单位的基础职业卫生建设起到应有的指导作用，同时，也能为从事职业卫生监管和技术服务的专业人员提供有益的参考。

广东省安全生产监督管理局局长 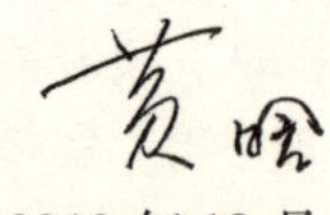

2013 年 10 月

前　言

职业卫生基础建设是用人单位落实职业病防治主体责任、履行职业病防治义务所应当开展的基础工作，包括前期预防和劳动过程中的防护与管理等 10 项基本内容。为帮助用人单位做好此项工作，有效防控职业病危害事故，保障企业的可持续发展，结合国家安全生产监督管理总局在全国开展用人单位职业卫生基础建设活动的部署，我们组织编写了这本《职业卫生基础建设实务》。

本书的宗旨是从实际出发，解决实际问题，力求实用、有效和简约。

本书的主要特色有：①结合监督执法实践经验，解读法律法规的实施要点，寻找每项规定实施的切入点，便于用人单位贯彻落实。②编写参考范本，便于用人单位参照。本书编写了各类规章制度、应急预案和外包合同等参考范本共 24 个，这些范本曾在本地一些企业试用，得到了很高的评价。③提供职业病事故案例，以案说法，增强说服力。本书选编了苯中毒、三氯乙烯中毒、正己烷中毒、二氯乙烷中毒、矽肺和密闭空间作业事故等 12 个案例，其中大多数案例都是作者亲自参与处置过的事件。为吸取教训，避免重蹈覆辙，本书还以“特别提醒”的方式告知相关的防治知识，针对性和实用性非常强。④专业解答问题，为用人单位提供技术指导。本书对困惑的问题不回避，以科学的态度寻求最合理的答案。如：国家明令禁止的设备和工艺有哪些？劳务派遣人员患上职业病如何进行责任认定？工作场所有毒有害因素不超标还需要佩戴个人防护用品吗？针对此类大家比较关注和困惑的问题，本书一一进行了回应。

2011年新修订的《中华人民共和国职业病防治法》已将职业病危害申报、建设项目“三同时”审查、工作场所管理等监管职能从原来的卫生行政部门划转到安全生产监督管理部门，但目前有一些地区（如广东省深圳市）该项职能仍由地方政府调整给卫生行政部门，为了表述方便，书中涉及职业卫生监管的行政部门，除特别注明外，统一以“职业卫生监督管理部门”进行表述。

本书可供用人单位管理人员、职业卫生技术服务人员和职业卫生监督管理人员参考使用。

鉴于我们经验和水平有限，加上时间仓促，本书难免存在缺点和不足，望同仁及读者指正。

林炳杰

2013年10月

目录

CONTENTS

1 职业病防治责任体系

国家安全生产监督管理总局提出的职业卫生基础建设的内容，包括：责任体系、规章制度、管理机构、前期预防、工作场所管理、防护设施、个人防护、教育培训、健康监护、应急管理。本书针对以上10项内容逐一进行解读，从法律要求和实施要点入手，就如何落实该项工作进行详细介绍，并提供范本和案例，便于参照实施，提高效率。

职业病防治责任体系是用人单位为落实职业病防治主体责任所建立起来的职业卫生管理机构、职业病防治责任人及责任制度，目的是将职业病防治责任分解落实，有效防范职业病事件的发生。

《中华人民共和国职业病防治法》（以下简称《职业病防治法》）第五条规定："用人单位应当建立、健全职业病防治责任制，加强对职业病防治的管理，提高职业病防治水平，对本单位产生的职业病危害承担责任。"

1.1　职业卫生管理机构

《职业病防治法》第二十一条第（一）项规定：用人单位应"设置或者指定职业卫生管理机构或者组织，配备专职或者兼职的职业卫生管理人员，负责本单位的职业病防治工作"。职业卫生管理机构包括职业卫生管理工作领导小组和职业卫生管理部门等日常办事机构。

1.2 职业病防治责任人

用人单位法定代表人或实际控制人是职业病防治工作的第一责任人。用人单位要明确本单位第一责任人的责任事项和内容，并建立健全从第一责任人、分管责任人到车间、班组、工种、岗位，特别是职业危害严重的重点车间、重点班组、重点工种、重点岗位的全员职业病防治责任体系。

1.3 职业病防治责任制度

职业病防治责任制是提高用人单位职业病防治管理效能的制度保证。职业病防治责任制度应具体包括主要负责人、分管负责人、管理人员以及劳动者等各类人员的职业病防治职责和义务，还应包括职业卫生领导机构、职业卫生管理部门以及用人单位其他相关管理部门在职业卫生管理方面的职责和要求（参考范本1）。

参考范本1 ××公司职业病防治责任制度

为贯彻执行国家有关职业病防治的法律法规，加强对职业病防治工作的管理，提高职业病防治的水平，切实保障本公司员工的健康，根据《职业病防治法》制定本制度。

一、总则

按照“管生产必须管安全”的原则，各级管理人员及各部门员工须认真履行职业病防治的相应责任，各司其职，各负其责，落实职业病防治各项工作。本公司实行责任倒查制度，如因未履行岗位职责，造成职业病危害事故，将依据《职业病防治

法》等法规追究相关责任人责任，包括行政责任、民事责任与刑事责任。

二、职责

（一）职业卫生管理工作领导小组职责

公司成立以董事长为组长的职业卫生管理工作领导小组，成员有副总经理、相关职能部门负责人、专（兼）职职业卫生管理人员和工会代表，具体职责：

1. 审议并监督落实本公司职业病防治责任制、职业卫生管理制度及年度职业病防治计划。

2. 审议关于对本公司员工进行职业病防治工作方面的奖惩决定。

3. 审议并监督落实本公司职业卫生的其他重大事项。

（二）董事长（主要负责人）职责

董事长是本公司职业病防治的第一责任人，对本公司的职业卫生工作负全面领导责任，履行下列职责：

1. 组织制订并督促落实本公司职业病防治责任制、职业卫生管理制度及年度职业病防治计划。

2. 建立职业卫生管理机构，配备职业卫生管理人员。

3. 落实职业病防治资金投入。

4. 责成有关部门及时了解员工对职业卫生的合理化建议和正当要求并解决问题。

5. 落实法律、法规、规章规定的其他职业病防治职责。

（三）行政副总经理（分管负责人）职责

行政副总经理是本公司职业病防治的直接责任人，对本公司职业病防治工作负直接领导责任，履行下列职责：

1. 组织实施年度职业病防治计划，保证经费和人员落实到位。

2. 协助董事长具体实施有关职业病防治工作。

(四)专(兼)职职业卫生管理人员职责

1. 协助行政副总经理(分管负责人)开展职业卫生工作,负责联系政府职业卫生监管部门。

2. 组织对职工进行职业卫生培训和宣传工作。

3. 组织职工进行职业健康检查,并建立健康检查档案。

4. 组织开展职业病危害因素的日常监测。

5. 协助制订职业卫生管理制度、职业卫生操作规程,并对这些制度的执行情况进行监督检查。

6. 每季度组织现场检查,发现职业病危害隐患,有权责令有关人员改正,或报告行政副总经理(分管负责人)研究处理。

7. 负责职业病危害事故报告,参加事故调查处理。

8. 负责建立职业卫生管理台账和档案。

9. 负责承办职业病危害项目申报等工作。

(五)职业卫生管理部门及其职责

环境健康安全部(EHS)是本公司的职业卫生管理部门,在行政副总经理的领导下,具体组织落实本公司职业病防治工作。环境健康安全部履行下列职责:

1. 起草本公司职业病防治管理年度工作计划并组织实施。

2. 起草本公司职业卫生管理制度和各岗位职业卫生操作规程,并组织实施。

3. 建立健全本公司职业卫生管理档案和职业卫生管理台账。

4. 配合调查和处理本公司职业病危害事故。

5. 定期检查公司各部门职业病防治工作开展情况,对查出的问题制订整改措施,落实解决。

6. 负责本公司员工职业卫生知识培训的组织和实施工作。

7. 监督管理和评估本公司的职业病防治工作。

(六)生产部的职责

生产部履行下列职责:

1. 贯彻落实职业卫生管理制度和操作规程。

2. 编制本公司生产工艺、技术改进方案，发现有利于保护员工健康的新技术、新工艺、新材料时，及时上报分管负责人，申请逐步替代现有的存在职业病危害的技术、工艺、材料。

3. 配合环境健康安全部建立健全工作场所职业病危害因素种类清单、岗位分布以及作业人员接触情况等资料。

4. 定期检查职业病防护设施，对职业病防护设备、应急救援设施进行维护、保养、确保安全运行，对存在的问题，应及时报告环境健康安全部。

5. 领用并发放个人防护用品，督促工人正确使用，定期对个人防护用品进行维护、保养。

6. 发生职业病危害事故时，按规定上报，并及时组织抢救。

（七）员工的职责和义务

1. 学习和掌握相关的职业卫生知识，增强职业病防范意识。

2. 自觉遵守职业病防治法律、法规、规章和操作规程。

3. 正确使用、维护职业病防护设备和个人使用的职业病防护用品。

4. 发现职业病危害事故隐患应当及时报告。

××公司（盖章）

×年×月×日

2 职业卫生管理制度

职业卫生管理制度是用人单位管理者和劳动者共同遵循的行为规范，是消除或降低职业病危害因素对劳动者健康影响的管理手段和技术保障措施，也是避免发生职业病危害事故的重要管理手段之一。

2.1 法律要求

《职业病防治法》第二十一条第（三）项规定，用人单位应当建立、健全职业卫生管理制度和操作规程。违反上述规定，如没有建立职业病危害申报制度，或者没有建立职业病防护用品管理制度，根据《职业病防治法》第七十一条第（二）项规定，可被处以十万元以下的罚款。

2.2 实施要点

用人单位应当根据国家职业病防治法律法规的要求，结合本单位实际制定相应的规章制度。职业卫生管理制度一般应包括管理部门、职责、内容、保障措施等要素。

按照2012年6月1日起实施的《工作场所职业卫生监督管理规定》（国家安全生产监督管理总局令第47号）第十一条的规定，用人单位应建立、健全下列13项职业卫生管理制度：

（1）职业病危害防治责任制度（参考范本1）。

（2）职业病危害警示与告知制度（参考范本2）。

（3）职业病危害申报制度（参考范本3）。

（4）职业病防治宣传教育培训制度（参考范本4）。

（5）职业病防护设施维护检修制度（参考范本5）。

（6）职业病防护用品管理制度（参考范本6）。

（7）职业病危害监测及评价管理制度（参考范本7）。

（8）建设项目职业卫生“三同时”管理制度（参考范本8）。

（9）劳动者职业健康监护及其档案管理制度（参考范本9）。

（10）职业病危害事故处置与报告制度（参考范本10）。

（11）职业病危害应急救援与管理制度（参考范本11）。

（12）岗位职业卫生操作规程（参考范本12）。

（13）法律、法规、规章规定的其他职业病防治制度。

参考范本2 ××公司职业病危害警示与告知制度

为增强本公司员工的职业病防范意识，切实落实职业病危害的防控措施，降低职业病危害风险，根据《职业病防治法》相关规定制定本制度。

1. 人力资源部与员工签订劳动合同时，应将工作过程中或岗位变更时可能产生的职业病危害及其后果、职业病防护措施和待遇等如实告知员工，并在劳动合同中写明。

2. 人力资源部要及时将上岗前、在岗期间、离岗时及应急职业健康检查结果如实告知员工。员工离开本公司时，如索取本人职业健康监护档案复印件，人力资源部要如实、无偿提供，并在所提供的复印件上签章。

3. 环境健康安全部负责在公司的醒目位置设置公告栏并公

布有关职业病防治的规章制度、操作规程、职业病危害事故应急救援措施。

4. 环境健康安全部要按照《工作场所职业病危害警示标识》（GBZ 158）的规定，负责对存在或者产生职业病危害的工作场所、作业岗位、设备、设施，在其醒目位置设置警示标识和中文警示说明。

5. 环境健康安全部要按照《高毒物品作业岗位职业病危害告知规范》（GBZ/T 203）的规定，在存在或产生高毒物品的作业岗位的醒目位置设置高毒物品告知卡，告知卡要载明高毒物品的名称、理化特性、健康危害、防护措施及应急处理等告知内容与警示标识。

6. 环境健康安全部要通过公告栏、书面通知或其他有效方式将工作场所职业病危害因素检测结果及评价及时告知员工。

7. 公司职业卫生管理工作领导小组每季度对各项职业病危害告知事项的实行情况进行督查，如发现无正当理由不按规定落实职业病危害警示和告知制度的，第一次给予人力资源部或环境健康安全部负责人警告，第二次起每次扣发该部负责人安全奖100元，情节严重的给予降级或者辞退。

××公司（盖章）

×年×月×日

参考范本3 ××公司职业病危害申报制度

为了加强职业病危害项目的管理，落实职业病危害项目申报工作，根据《职业病防治法》和《职业病危害项目申报办法》（国家安全生产监督管理总局令第48号）等规定制定本制度。

1. 环境健康安全部负责本公司职业病危害项目申报工作。

2. 工作场所存在《职业病危害因素分类目录》所列职业病的危害因素的，应当及时、如实地向所在地职业卫生监督管理部门（如××安全生产监督管理局）申报危害项目。

3. 职业危害申报应当准备的资料有：

（1）本公司的基本情况。

（2）产生职业危害因素的生产技术、工艺和材料的情况。

（3）作业场所职业危害因素的种类、浓度和强度的情况。

（4）作业场所接触职业危害因素的人数及分布情况。

（5）职业危害防护设施及个人防护用品的配备情况。

（6）对接触职业危害因素从业人员的管理情况。

4. 职业病危害申报包括在线申报和纸质申报两种方式。首先通过“作业场所职业病危害申报与备案管理系统”（http://211.100.47.109/zywsmain/）进行电子数据申报，同时将《作业场所职业危害申报表》交单位负责人签字并加盖公章后，连同第3项中的有关资料一并上交给所在地职业卫生监督管理部门。

5. 有下列情形之一的，环境健康安全部要按照规定申报变更职业病危害项目内容：

（1）新建、改建、扩建、技术改造或者技术引进建设项目的，自建设项目竣工验收之日起30日内进行申报。

（2）因技术、工艺、设备或者材料等发生变化导致原申报的职业病危害因素及其相关内容发生重大变化的，自发生变化之日起15日内进行申报。

（3）工作场所、名称、法定代表人或者主要负责人发生变化的，自发生变化之日起15日内进行申报。

（4）经过职业病危害因素检测、评价，发现原申报内容发生变化的，自收到有关检测、评价结果之日起15日内进行申报。

（5）终止生产经营活动的，应当自生产经营活动终止之日起15日内向所在地职业卫生监督管理部门报告并办理注销手续。

6. 职业病危害项目申报回执应及时归入本公司职业卫生档案。

7. 公司职业卫生管理工作领导小组每个季度对职业病危害申报的实行情况进行督查，如发现无正当理由不按规定落实职业病危害申报制度的，第一次给予环境健康安全部负责人警告，第二次起每次扣发该部负责人安全奖100元，情节严重的给予降级或者辞退。

××公司（盖章）
×年×月×日

参考范本4 ××公司职业病防治宣传教育培训制度

为提高公司员工的职业卫生知识水平和管理水平，增强职业病防范意识，让落实防护措施成为员工的自觉行动，降低职业病危害风险，根据《职业病防治法》相关规定制定本制度。

1. 董事长、职业卫生管理人员应当接受职业卫生监督管理部门（如××安全生产监督管理局或××卫生局）的职业卫生培训，做到知法、守法。

2. 环境健康安全部负责本公司员工的职业卫生知识培训，建立职业卫生培训档案。对员工的职业卫生知识培训，如果本公司缺乏师资，可委托职业卫生监督管理部门（如××安全生产监督管理局）或技术服务机构（如××职业病防治院、××疾病预防控制中心等）代为培训。

3. 新入职、转岗及临时聘用人员，其工作岗位存在职业病危害时，须参加职业卫生知识培训，经考核合格后方可上岗。

4. 从事接触职业病危害作业的在岗员工，须参加定期组织的职业卫生知识培训，培训周期根据需要确定，至少每年1次。

5. 培训内容：

（1）职业卫生相关法律、法规、规章和国家职业卫生标准。

（2）工作场所存在的职业病危害因素及其预防知识。

（3）职业卫生管理制度和所在岗位的操作规程。

（4）正确使用、维护职业病防护设备和个人防护用品方面的知识。

（5）发生职业病危害事故时的应急救援措施。

（6）国家安全生产监督管理总局规定的其他内容。

6. 公司职业卫生管理工作领导小组每个季度对职业病防治宣传教育培训的实行情况进行督查，如发现无正当理由不按规定落实职业病防治宣传教育培训制度的，第一次给予环境健康安全部负责人警告，第二次起每次扣发该部负责人安全奖100元，情节严重的给予降级或者辞退。

××公司（盖章）

×年×月×日

参考范本5 ××公司职业病防护设施维护检修制度

为加强对职业病防护设施、设备的管理，确保工作场所职业病危害因素浓度或强度符合国家职业卫生标准，降低职业病危害事故的风险，保障本公司员工身体健康，根据《职业病防治法》相关规定制定本制度。

1. 本公司的职业病危害防护设施包括防尘、防毒、防噪声、防高温等设备设施，按照“谁主管，谁负责”的原则，实行定人、定岗、定责任的维护检修制度。

2. 环境健康安全部负责本公司职业病危害防护设施监管工作，建立职业病防护设施管理档案，内容包括设施名称、供应商信息、购置时间、安装地点、数量、使用状况、负责人、合格证、生产许可证、防护设施的技术文件（设计方案、技术图纸、各种技术参数）等。

3. 生产部负责对职业病防护设施的使用、日常维护并做好使用情况记录，确保防护设施处于正常运转状态。

4. 直接使用职业病危害防护设施的员工，发现防护设施出现故障应及时向车间负责人报告，车间负责人应及时联系生产部对故障进行排除，使之正常运行。

5. 任何部门和个人不得擅自拆除或者停止使用职业危害防护设施。如因检修需要临时拆除或者停止使用的，要采取临时防护措施，并向作业人员配发替代防护用品，检修后及时恢复原状。

6. 环境健康安全部每季度组织一次职业病防护设施运行情况检查，发现不按规定使用和维护防护设施的，第一次给予生产部负责人或使用员工警告，第二次起每次扣发该部负责人或使用员工安全奖100元，情节严重的给予降级或者辞退。

××公司（盖章）

×年×月×日

参考范本6 ××公司职业病防护用品管理制度

为加强对职业病防护用品的管理，有效预防职业病，根据《职业病防治法》等相关规定，特制定本管理制度。

1. 个人防护用品根据必要性原则进行配发及使用。

（1）对以下工作场所员工必须配发个人防护用品：

1）有明确的慢性效应或致癌致畸致突变作用，或者有诱发过敏反应的尘毒作业场所（如苯、正己烷、三氯乙烯、铬、砂

尘、X射线等），不管是否超标，都应使用个人防护用品。

2）有毒有害因素的浓度或强度超标的作业场所。

3）噪声强度在80分贝以上的。

（2）可以不使用个人防护用品的场所：

1）没有明确的慢性效应或致癌致畸致突变作用，不诱发过敏反应的尘毒作业场物（如甲苯、二甲苯、丙酮、异丙醇等）只要不超标，可以不使用个人防护用品。

2）噪声强度在80分贝以下的。

2. 环境健康安全部负责个人防护用品的监管工作，负责督促、指导个人防护用品的采购和使用。

3. 总务部采购的个人防护用品，要有生产许可证、产品合格证与安全认证标志，且在有效使用期内，确保符合国家标准或行业标准，不得购置不合格的防护用品。

4. 仓库负责个人防护用品的入库和出库登记。

5. 生产部负责统计个人防护用品的使用信息，并向仓库办理领取手续。向员工发放个人防护用品时，应做好领用登记。

6. 员工应正确佩戴和妥善保管个人防护用品，发现失效要及时向生产部申领。

7. 环境健康安全部每季度组织一次职业病防护用品采购和使用情况检查，发现不按规定采购和使用防护用品的，第一次给予直接责任人警告，第二次起每次扣发直接责任人安全奖100元，情节严重的给予降级或者辞退。

××公司（盖章）

×年×月×日

参考范本 7 ××公司职业病危害监测及评价管理制度

为有效识别和控制工作场所职业病危害因素的浓度（强度），确保其符合国家职业接触限值要求，降低职业病危害风险，根据《职业病防治法》相关规定制定本制度。

1. 环境健康安全部负责统筹安排职业病危害因素的监测及评价工作，做好年度监测计划。

2. 职业病危害因素的监测及评价应委托给具有“职业病危害因素检测与评价资质”的技术服务机构。

3. 存在职业病危害的作业场所，每年至少进行 1 次职业病危害因素检测；存在严重职业病危害的，每 3 年还应至少进行 1 次职业病危害现状评价。

4. 工作场所职业病危害因素检测、评价报告应及时上报董事长及所在地职业卫生监督管理部门（如××安全生产监督管理局等），并在公司公告栏中公示。检测、评价报告原件归入本公司的职业卫生档案。

5. 发现工作场所职业病危害因素不符合国家职业卫生标准和卫生要求时，应立即进行整改，并确保验收合格。

6. 公司职业卫生管理工作领导小组每个季度对职业病危害监测和评价实施情况进行督查，如发现无正当理由不按规定落实职业病危害监测和评价制度的，第一次给予环境健康安全部负责人警告，第二次起每次扣发该部负责人安全奖 100 元，情节严重的给予降级或者辞退。

××公司（章）
×年×月×日

参考范本8 ××公司建设项目职业卫生“三同时”管理制度

建设项目职业卫生“三同时”是指可能产生职业病危害的建设项目（包括新建、扩建、改建和技术改造、技术引进项目），其职业病防护设施必须与主体工程同时设计、同时施工、同时投入生产和使用。为了从源头上预防和控制职业病危害，降低职业病事故的风险，保障员工的身体健康，根据《职业病防治法》相关规定，结合本公司实际情况制定本管理制度。

1. 环境健康安全部负责统筹安排建设项目职业卫生“三同时”管理工作。

2. 本公司的建设项目必须按照《建设项目职业病危害风险分类管理目录》进行职业病危害风险分类，明确其风险类别（一般、较重、严重），并将职业病防护设施所需费用纳入建设项目工程预算。

3. 职业病危害预评价管理：

（1）在建设项目可行性论证阶段，应委托具有“建设项目职业病危害评价资质”的职业卫生技术服务机构（如××职业病防治院、××疾病预防控制中心等）进行职业病危害预评价。

（2）职业病危害预评价报告编制完成后，组织3～5名职业卫生专家，其中职业卫生专家库的专家不少于2名，对职业病危害预评价报告进行评审。董事长或分管行政副总经理主持评审。评审通过后，形成本公司对预评价报告的评审意见。

（3）职业病危害一般的建设项目，直接向所在地职业卫生监督管理部门（如××安全生产监督管理局、××卫生局）申请职业病危害预评价备案；职业病危害较重、严重的建设项目，需向所在地职业卫生监督管理部门申请职业病危害预评价审核。

（4）建设项目职业病危害预评价报告经所在地职业卫生监督管理部门备案或者审核同意后，建设项目的选址、生产规模、工艺或者职业病危害因素的种类、职业病防护设施等发生重大变更的，要对变更内容重新进行职业病危害预评价，办理相应的备案或者审核手续。

4. 职业病防护设施设计管理：

(1) 委托具有相应行业、相应专业、相应等级工程设计资质(分为工程设计综合资质、工程设计行业资质、工程设计专业资质和工程设计专项资质) 的设计单位编制职业病防护设施设计专篇。

(2) 在职业病防护设施设计专篇编制完成后，组织3～5名职业卫生专家，其中职业卫生专家库的专家不少于2名，对职业病防护设施设计专篇进行评审，董事长或分管行政副总经理主持评审，通过评审后，形成本公司对职业病防护设施设计专篇的评审意见。

(3) 对职业病危害一般和职业病危害较重的建设项目，应当在完成职业病防护设施设计专篇评审后，按照有关规定组织职业病防护设施的施工。

(4) 对职业病危害严重的建设项目，在完成职业病防护设施设计专篇评审后，向所在地职业卫生监督管理部门提出建设项目职业病防护设施设计审查的申请。

(5) 职业病危害严重的建设项目，其职业病防护设施设计未经审查同意的，不得进行施工。

(6) 建设项目职业病防护设施设计经审查同意后，建设项目的生产规模、工艺或者职业病危害因素的种类等发生重大变更的，要根据变更的内容，重新进行职业病防护设施设计，并在变更之日起30日内按照规定办理相应的审查手续。

5. 职业病危害控制效果评价和防护设施竣工验收管理：

(1) 建设项目职业病防护设施应当由取得相应资质(相应等级资质证书，并在其资质等级许可的范围内) 的施工单位和监理单位负责施工和监理，并与建设项目主体工程同时进行。

（2）建设项目完工后，需要进行试运行的，其配套建设的职业病防护设施要与主体工程同时投入试运行。试运行时间不少于30日，最长不得超过180日，国家有关部门另有规定或者特殊要求的行业除外。

（3）建设项目试运行期间，要对职业病防护设施运行的情况和工作场所的职业病危害因素进行监测，并委托具有“建设项目职业病危害评价资质”的职业卫生技术服务机构进行职业病危害控制效果评价。建设项目没有进行试运行的，也应当在其完工后委托具有“建设项目职业病危害评价资质”的职业卫生技术服务机构进行职业病危害控制效果评价。

（4）在职业病危害控制效果评价报告编制完成后，组织3～5名职业卫生专家，其中职业卫生专家库的专家不少于2名，对职业病危害控制效果评价报告进行评审，并对职业病防护设施自验收。董事长或分管行政副总经理主持评审。通过评审后，形成本公司对评价报告书的评审意见和自验收报告。

（5）职业病危害一般的建设项目，自验收完成之日起30日内向所在地职业卫生监督管理部门申请职业病防护设施竣工备案。

（6）职业病危害较重、严重的建设项目竣工自验收后，由公司向所在地职业卫生监督管理部门申请建设项目职业病防护设施竣工验收。

（7）分期建设、分期投入生产或者使用的建设项目，其配套的职业病防护设施要分期与建设项目同步进行验收。

（8）建设项目职业病防护设施竣工后未经所在地职业卫生监督管理部门备案同意或者验收合格的，不得投入生产或者使用。

××公司（盖章）

×年×月×日

参考范本 9 ××公司员工职业健康监护及其档案管理制度

为规范本公司的职业健康监护工作，切实维护员工的健康权益，根据《职业病防治法》及《用人单位职业健康监护监督管理办法》等规定，制定本制度。

1. 公司人力资源部负责统筹安排员工的职业健康监护及其档案管理工作，每年 12 月制订本公司下一年度职业健康检查计划和经费预算。

2. 员工职业健康检查应由取得“职业健康检查机构资质”的医疗卫生机构（如××职业病防治院、××疾病预防控制中心等）承担。

3. 员工职业健康检查、医学观察和医学随访的费用由本公司承担，员工接受职业健康检查视同正常出勤。

4. 人力资源部应及时将职业健康检查结果及职业健康检查机构的建议以书面形式如实告知员工，要注意保护员工的隐私；对需要复查的，按照职业健康检查机构的要求安排复查。

5. 职业禁忌证的管理：

（1）人力资源部不得安排有职业禁忌的员工从事其所禁忌的作业。

（2）不得安排孕期、哺乳期的女职工从事对本人和胎儿、婴儿有危害的作业。

（3）不得安排未成年工从事接触职业病危害的作业。

6. 疑似职业病病人的管理：

（1）如发现疑似职业病病人，人力资源部要按照职业健康检查机构的建议安排其进行医学观察或者职业病诊断。

（2）职业病的诊断可以由员工选择单位所在地、本人户籍所在地或者经常居住地依法承担职业病诊断的医疗卫生机构进行。人力资源部应协助提供职业病诊断所需资料。

(3) 当事人对职业病诊断结果有异议的，可以申请进一步鉴定。

7. 上岗前职业健康检查的管理：拟从事接触职业病危害因素的人员入职前须进行相应工种的岗前体检，如经体检无职业禁忌证，方可办理入职手续。

8. 在岗期间职业健康检查的管理：人力资源部应按照体检周期的规定，在体检周期到期30日前确认需体检人员名单，并统一安排组织体检。对体检结果表明员工不再适合从事原工种的，由人力资源部门对其提出调岗，当事员工及各部门须无条件配合执行。

9. 离岗时职业健康检查的管理：

(1) 体检对象为准备调离或脱离原从事职业病危害作业的员工。

(2) 要在离岗前30日内组织员工进行离岗时的职业健康检查，员工离岗前90日内的在岗期间的职业健康检查可以视为离岗时的职业健康检查。

(3) 对未进行离岗时职业健康检查的员工不得解除或者终止与其订立的劳动合同。

(4) 对接触职业病危害因素，离岗后仍有可能产生慢性迟发性健康损害的员工，要安排离岗后的医学随访。

10. 应急职业健康检查的管理：

出现下列情况之一的，要立即组织有关员工进行应急职业健康检查：

(1) 接触职业病危害因素的员工在作业过程中出现与所接触职业病危害因素相关的不适症状的。

(2) 员工受到急性职业中毒危害或者出现职业中毒症状的。

11. 职业健康监护档案的管理：

(1) 人力资源部应为员工建立个人职业健康监护档案，其内容包括：①员工职业史、既往病史和职业病危害接触史；②历次职业健康检查结果及处理情况；③职业病诊疗资料；④其他有关资料。

（2）员工或者其近亲属、员工委托的代理人有权查阅、复印员工的职业健康监护档案。员工离开用人单位时，有权索取本人职业健康监护档案复印件，人力资源部应如实、无偿提供，并在所提供的复印件上签章。

（3）人力资源部还应建立公司的职业健康监护管理档案，其内容包括：①职业健康监护委托书；②职业健康检查结果报告和评价报告；③疑似职业病报告卡、职业病报告卡；④对职业禁忌证、职业病患者和职业健康损害人员的处置记录；⑤其他有关资料。

××公司（盖章）

×年×月×日

参考范本10 ××公司职业病危害事故处置与报告制度

为妥善处置可能发生的职业病危害事故，做好职业病危害事故的报告工作，最大限度降低事故造成的损失，根据《职业病防治法》的有关规定，制定本制度。

一、职业病危害事故处置

发生职业病危害事故时，立即启动本公司《职业病危害事故应急救援预案》，在董事长和行政副总经理的领导指挥下，立即采取如下措施：

（1）生产部立即停止导致职业病危害事故的作业，保安部协助疏通应急撤离通道，撤离作业人员，组织泄险。

（2）人力资源部对遭受或者可能遭受急性职业病危害的劳动者，及时组织救治，进行健康检查和医学观察。

(3) 生产部和保安部要保护事故现场，保留导致职业病危害事故的材料和设备，并配合职业卫生监督管理部门进行调查。

(4) 公司工会在发生职业病危害事故时，有权参与事故调查处理，发现危及劳动者生命健康的情形时，有权向公司建议组织员工撤离危险现场，公司应当立即作出处理。

(5) 环境健康安全部应组织对事故进行全面调查，分析原因和责任，落实整改措施，防止同类事故重复发生。

二、职业病危害事故报告

发生职业病危害事故时，事故现场的工作人员应立即向环境健康安全部负责人报告，环境健康安全部接到报告后应立即向公司董事长和行政副总经理报告，同时向所在地职业卫生监督管理部门报告。

职业病危害事故报告的内容应包括事故发生的时间、地点、发病情况、死亡人数、可能发生的原因、已采取的措施和发展趋势等。不得以任何借口瞒报、虚报、漏报和迟报。

××公司（盖章）

×年×月×日

参考范本11 ××公司职业病危害应急救援与管理制度

为防控急性职业病危害事故，提高公司职业病应急救援管理水平，根据《职业病防治法》的规定，制定本制度。

1. 本公司应急救援设施包括报警装置、事故通风系统、急救用品、冲洗淋浴设施、应急通道、泄险区等。

2. 环境健康安全部负责本公司职业病危害应急救援设施的日常管理。

3. 生产部负责对应急救援设施进行经常性的维护、检修，定期检测其性能和效果，确保其处于正常状态。

4. 采购部负责应急救援所需物资的采购工作，必须确保应急救援物资符合国家的相关规定。

5. 液氨加注场所应设置报警装置（包括探测器、声光报警器、电话），报警装置应当标识清楚，在醒目位置设置明显的指示标识和中文说明。

6. 液氨加注场所应设置事故排风系统，其通风换气次数不少于12次/小时。

7. 硫酸清洗场所应配置现场冲洗设备（包括洗眼器和冲淋设备），并在明显位置设置指示标识。冲洗设备要方便易得，不妨碍工作，一旦发生事故，患者能在10秒内得到冲洗。冲洗用水应保证是安全的流动水。

8. 硫酸清洗场所应配置必要的泄险区，在泄险区周围的醒目位置设置明显的警示标识以及中文警示说明。

9. 公司设置的紧急撤离通道使用地面标示和箭头标志；紧急撤离通道应保持畅通，不能堆放其他杂物。

××公司（盖章）

×年×月×日

参考范本12 ××公司××车间粉尘岗位职业卫生操作规程

为加强对粉尘作业场所的管理，保障粉尘作业员工的身体健康，切实防治职业病，根据《职业病防治法》的有关要求，结合本公司的实际，特制定本操作规程。

1. 粉尘岗位操作人员上岗前，必须佩戴防尘口罩，进入岗位后要开启除尘设施。如除尘设施出现故障，岗位操作人员要及时报告生产部负责人，由生产部安排人员对除尘设施进行维修处

理，确保除尘设施的正常运转。

2. 对本岗位生产现场产生的粉尘，岗位操作人员必须采取有效措施进行清理，最大限度减少二次扬尘。

3. 要保持良好的卫生习惯，操作人员离开岗位后，要对身体及衣服上黏附的粉尘进行彻底清理，并及时清洗身体接触粉尘的各个部位，避免粉尘被吸入体内。

4. 生产现场严禁吸烟、饮水、就餐。吸烟、饮水、就餐必须在无污染源的休息室内，并认真对面部及手部进行清洗后方可进行。

5. 粉尘岗位操作人员必须掌握本操作规程，并严格按照操作规程的规定执行。

6. 公司环境健康安全部定期或不定期组织检查，对未严格执行规程的人员，第一次给予教育指导，第二次给予警告，第三次起每次扣发安全奖50元。

××公司（盖章）
×年×月×日

参考范本13 ××公司化学品采购管理制度

为加强对化学品采购的管理，有效预防化学品引起的职业中毒事故，保障员工的身体健康和生命安全，根据《职业病防治法》的有关要求，结合本公司的实际，特制定本制度。

1. 环境健康安全部负责对化学品的综合管理，采购部给予配合。

2. 环境健康安全部应建立有毒化学品的管理档案，内容包括有毒化学品的化学品安全技术说明书（MSDS）、使用量、使用岗位、人数和供应商信息等。

3. 采购原则：优先采购无毒、低毒或安全性好的化学品代替高毒和高风险的化学品。在生产工艺允许的情况下，不采购过敏性（如三氯乙烯、二异氰酸甲苯酯等）、高毒性（如苯、铅、铬等）和群体性中毒高风险的化学品（如正已烷、三氯甲烷、1，2-二氯乙烷等）。

4. 采购前审批：采购部拟采购的化学品应先报环境健康安全部审查，环境健康安全部应对拟采购化学品的安全性进行评估，检索其职业病事故的发生情况，通过解读案例吸取经验教训。如符合采购原则，报董事长审批。

5. 索取中文说明书：采购化学品时，要向供应商索取符合要求的中文说明书（或 MSDS）。说明书应当载明产品特性、主要成分、存在的有害因素、可能产生的危害后果、安全使用注意事项、职业病防护以及应急救治措施等内容。产品包装应当有醒目的警示标识和中文警示说明。

6. 样品送检：对成分不明或供应商所提供的 MSDS 存有疑义的化学品，可送样到职业卫生技术服务机构（如预防保健所、疾病预防控制中心、职业病防治院等）进行组分分析。

7. 要求产品有合格的包装标识。拟采购的化学品，若属于有毒、易燃、易爆、易碎、放射、需要防潮等产品，均应有相应的警示标识和中文警示说明，中文警示说明应注明储存和安全使用等注意事项。

××公司（盖章）

×年×月×日

3 管理机构

职业卫生管理机构是用人单位落实《职业病防治法》的重要组织保障。用人单位应当按照法律的要求，结合本单位的实际，通过设置或者指定职业卫生管理机构、配备职业卫生管理人员，履行法律要求的职业病防治主体责任。

3.1 职业卫生管理机构和管理人员

3.1.1 法律要求

《职业病防治法》第二十一条第（一）项：用人单位应“设置或者指定职业卫生管理机构或者组织，配备专职或者兼职的职业卫生管理人员，负责本单位的职业病防治工作。”违反上述规定者，可被处十万元以下的罚款。

3.1.2 实施要点

根据《工作场所职业卫生监督管理规定》（国家安全生产监督管理总局令第 47 号），职业病危害严重的用人单位，应当设置或者指定职业卫生管理机构，配备专职职业卫生管理人员；职业病危害一般或较重的企业，如果员工超过 100 人的，应当设置或者指定职业卫生管理机构，配备专职职业卫生管理人员；职业病危害一般或较重的企业，如果员工在 100 人以下的，可以不设置职业卫生管理机构，但仍要配备专职或者兼职的职业卫生管理人员，负责本单位的职业卫生工作。用人单位可以设置或指定业务相关的内设机构（如环境健康安全部）作为本单位的职业卫生管理机构。

职业病危害一般、较重、严重的风险分类参照国家安全生产监督管理总局《建设项目职业病危害风险分类管理目录（2012年版）》。职业卫生管理人员应当熟悉《职业病防治法》等职业卫生法律法规，并经过职业卫生监督管理机构的培训。

3.2 职业卫生档案

3.2.1 法律要求

《职业病防治法》第二十一条第（四）项：用人单位应“建立、健全职业卫生档案和劳动者健康监护档案”。

《工作场所职业卫生监督管理规定》（国家安全生产监督管理总局令第47号）第三十四条要求：“用人单位应当建立健全下列职业卫生档案资料：（一）职业病防治责任制文件；（二）职业卫生管理规章制度、操作规程；（三）工作场所职业病危害因素种类清单、岗位分布以及作业人员接触情况等资料；（四）职业病防护设施、应急救援设施基本信息，以及其配置、使用、维护、检修与更换等记录；（五）工作场所职业病危害因素检测、评价报告与记录；（六）职业病防护用品配备、发放、维护与更换等记录；（七）主要负责人、职业卫生管理人员和职业病危害严重工作岗位的劳动者等相关人员职业卫生培训资料；（八）职业病危害事故报告与应急处置记录；（九）劳动者职业健康检查结果汇总资料，存在职业禁忌证、职业健康损害或者职业病的劳动者处理和安置情况记录；（十）建设项目职业卫生‘三同时’有关技术资料，以及其备案、审核、审查或者验收等有关回执或者批复文件；（十一）职业卫生安全许可证申领、职业病危害项目申报等有关回执或者批复文件；（十二）其他有关职业卫生管

理的资料或者文件。”

违反上述规定者，可被处十万元以下的罚款。

3.2.2 实施要点

《中华人民共和国档案法》和国家档案局《企业档案管理规定》对档案管理都有严格规定，有条件的企业，可按照档案法律法规的要求，做好职业卫生档案的收集、整理、立卷、保管、利用、鉴定、移交和销毁等工作。正规档案的保管期限分为10年、30年和永久三个等级。

由于大多数中小企业缺乏档案管理人员和专业档案室等条件，无法按照规范要求进行管理。实际上，建立职业卫生档案的目的主要是保管好职业卫生的有关资料，便于查找和利用。企业可以从使用目的出发，重点做好职业卫生有关资料的收集整理、分类和保存工作。

3.2.2.1 职业卫生资料的收集整理

（1）将国家安全生产监督管理总局《工作场所职业卫生监督管理规定》中12类职业卫生档案资料进行分类立卷，按照一类一卷（盒）的原则进行整理。

（2）卷（盒）内材料可按时间先后进行摆放。

（3）卷（盒）内要填写卷内文件目录（见表3-1），卷内文件目录置于卷首。

表3-1 卷内文件目录

序号	文号	责任者	文件材料名称	日期	页次	备注

（4）写明案卷（盒）标题。标题要简明确切，能够正确反映案卷的内容和成分（如“职业病防治责任制文件”、“职业卫

生培训资料”等）。

（5）今后如有新增的职业卫生资料，可直接分放入相应的卷（盒）内。

3.2.2.2　职业卫生资料的保存和利用

职业卫生资料要按照查找利用价值妥善保存，保管期限应能满足利用需要。

职业卫生资料常用于如下几方面：

（1）员工申请职业病诊断。员工申请职业病诊断时必须提交该员工在职期间的作业场所职业病有害因素的检测，员工上岗前、在岗期间和离岗时职业健康监护等材料。

（2）员工离职时复印其本人的职业健康监护材料。

（3）职业卫生监管部门查阅之用。

3.3　劳动者职业健康监护档案

3.3.1　法律要求

《职业病防治法》第三十七条第一款规定：“用人单位应当为劳动者建立职业健康监护档案，并按照规定的期限妥善保存。”违反上述规定者，可处五万元以上十万元以下的罚款。

3.3.2　实施要点

劳动者职业健康监护档案包括两大类，第一类是员工职业健康监护个人档案，第二类是用人单位职业健康监护相关资料。

3.3.2.1　员工职业健康监护个人档案归档内容

（1）员工职业史、既往病史和职业病危害接触史。职业病危害接触史包括员工的单位、车间、岗位、工种、接触职业病危害因素、检测结果以及随时间变化的情况。

（2）每次职业健康体检结果及处理情况。包括每次健康检查的体检表（包括上岗前、在岗期间、离岗时、医学随访和应急健康检查等）、实验室检查、特殊检查报告和出具的个人体检

报告。

（3）职业禁忌证、职业健康损害或者职业病的诊疗等个人健康资料。

3.3.2.2 用人单位职业健康监护相关资料归档内容

（1）职业健康监护委托书。

（2）职业健康检查结果报告、评价报告等汇总资料。

（3）职业禁忌证、职业健康损害或者职业病患者的处置情况记录。

（4）用人单位落实健康监护评价报告意见、建议和干预措施的情况。

3.3.2.3 劳动者健康监护档案的利用

（1）员工离开用人单位时，有权索取本人职业健康监护档案复印件，用人单位应当如实、无偿提供，并在所提供的复印件上签章。

（2）员工申请职业病诊断时应当提供相关职业健康监护资料。

4 前期预防

前期预防就是要从源头上预防职业病危害。职业病危害的源头控制就是建设项目的“三同时”，即职业病危害的防护设施要与建设项目主体工程同时设计、同时施工、同时投产使用。

4.1 分类管理

国家对建设项目职业病危害风险实行分类管理，职业病危害风险分为一般、较重和严重，分别对其实行分类监督管理：

（1）职业病危害一般的建设项目，其职业病危害预评价报告应当向职业卫生监督管理部门备案，职业病防护设施由建设单位自行组织竣工验收，并将验收情况报职业卫生监督管理部门备案。

（2）职业病危害较重的建设项目，其职业病危害预评价报告应当报职业卫生监督管理部门审核；职业病防护设施竣工后，在自验收通过后，由职业卫生监督管理部门组织竣工验收。

（3）职业病危害严重的建设项目，其职业病危害预评价报告应当报职业卫生监督管理部门审核，职业病防护设施设计应当报职业卫生监督管理部门审查，职业病防护设施竣工后，在自验收通过后，由职业卫生监督管理部门组织竣工验收。

从以上规定可以看出，可能存在职业病危害风险的建设项目，不管是一般、较重或者严重，建设单位在可行性论证阶段都

应当进行职业病危害预评价（类似于环保部门所要求的环境影响评价），在职业病防护设施竣工后，都必须先进行自验收，然后才根据风险等级向监管部门申请竣工备案或竣工验收。

4.2 职业卫生技术服务机构资质要求

职业卫生技术服务机构的资质从高到低分为甲级、乙级、丙级三个等级，资质等级在“职业卫生技术服务资质证书”中有标明。

甲级资质由国家安全生产监督管理总局认可及颁发证书，乙级、丙级资质分别由省、市安全生产监督管理部门认可及颁发证书。

4.2.1 甲级职业卫生技术服务机构业务范围

取得甲级资质的职业卫生技术服务机构，可以根据认可的业务范围在全国从事职业卫生技术服务活动。

下列建设项目的职业卫生技术服务，必须由取得甲级资质的职业卫生技术服务机构承担：

（1）国务院及其投资主管部门审批（核准、备案）的建设项目。

（2）核设施、绝密工程等特殊性质的建设项目。

（3）跨省、自治区、直辖市的建设项目。

（4）国家安全生产监督管理总局规定的其他项目。

4.2.2 乙级职业卫生技术服务机构业务范围

取得乙级资质的职业卫生技术服务机构，可以根据认可的业务范围在其所在的省、自治区、直辖市从事职业卫生技术服务活动。

下列建设项目的职业卫生技术服务，必须由取得乙级以上资质的职业卫生技术服务机构承担：

（1）省级人民政府及其投资主管部门审批（核准、备案）

的建设项目。

（2）跨设区的市的建设项目。

（3）省级安全生产监督管理部门规定的其他项目。

4.2.3 丙级职业卫生技术服务机构业务范围

取得丙级资质的职业卫生技术服务机构，可以根据认可的业务范围在其所在的设区的市或者省级安全生产监督管理部门指定的范围从事除本规定给甲级、乙级承担的建设项目以外的职业卫生技术服务活动。

4.3 职业病危害预评价

4.3.1 法律要求

《职业病防治法》第十七条规定："新建、扩建、改建建设项目和技术改造、技术引进项目（以下统称建设项目）可能产生职业病危害的，建设单位在可行性论证阶段应当向安全生产监督管理部门提交职业病危害预评价报告。"未提交预评价报告或者预评价报告未经职业卫生监督管理部门审核同意的，有关部门不得批准该建设项目。违反规定开工建设者，可被处以十万元以上五十万元以下的罚款。

4.3.2 实施要点

可能产生职业病危害的建设项目是指存在或者产生《职业病危害因素分类目录》所列职业病危害因素的建设项目。

在可行性论证阶段，通过对建设项目可能产生的职业病危害因素、危害程度、健康影响、防护措施等进行分析、预测和评估，评价建设项目职业病危害防护措施是否可行，目的是从源头上消除和控制职业病危害隐患，降低发生职业病危害事故的风险。

4.3.2.1 职业病危害预评价报告

建设单位应当在项目可行性论证阶段委托取得职业卫生技术服务相应资质的技术服务机构进行职业病危害预评价，编制预评

价报告。

（1）预评价报告的内容。建设项目职业病危害预评价报告应当包括下列主要内容：

1）建设项目概况。

2）建设项目可能产生的职业病危害因素及其对劳动者健康危害程度的分析和评价。

3）建设项目职业病危害的类型分析。

4）对建设项目拟采取的职业病防护设施的技术分析和评价。

5）职业卫生管理机构设置、职业卫生管理人员配置及有关制度建设的建议。

6）对建设项目职业病防护措施的建议。

7）职业病危害预评价的结论。

（2）评价单位承诺书：根据《建设项目职业卫生“三同时”监督管理暂行办法》（国家安全监管总局令第51号）第九条施行说明（ZW－FZ－2013－004），职业病危害预评价报告编制完成后，职业卫生技术服务机构应出具职业病危害预评价报告法律责任承诺书。样书如下：

××（项目）职业病危害预评价报告法律责任承诺书

1. 在本项目职业病危害预评价报告编制过程中，我单位严格遵守《中华人民共和国职业病防治法》及相关法律、法规和标准的要求。

2. 在本项目职业病危害预评价报告编制过程中，我单位作为第三方，未受到任何组织和个人的干预和影响，依法独立开展工作，保证了技术服务活动的客观公正性。

3. 在本项目职业病危害预评价报告编制过程中，我单位根据实事求是的原则，所依据的技术资料、出具的检测数据均真实有效，评价报告中对本项目所提出的职业病防护措施具有针对性、有效性和可行性。

4. 我单位对本项目职业病危害预评价报告中结论性内容承担法律责任。

××单位（公章）

×年×月×日

4.3.2.2　专家评审（内审）

根据《建设项目职业卫生“三同时”监督管理暂行办法》（国家安全生产监督管理总局令第51号）及其第十一条施行说明（ZW－FZ－2013－006），职业病危害预评价报告编制完成后，建设单位应当组织专家评审并出具评审意见。

（1）专家评审要求。职业病危害预评价报告编制完成后，建设单位应当组织职业卫生专家和本单位有关工程技术、职业卫生管理人员，对职业病危害预评价报告进行评审。评审时职业卫生专家人数不得少于3名，其中职业卫生专家库中专家不得少于总评审人数的2/3，建设单位主要负责人应当亲自或者指定分管负责人主持评审。评审时应当明确下列问题：

1）职业病危害预评价报告对建设项目施工过程中及建成后可能产生职业病危害因素的工作场所、工艺设备、技术材料等描述是否完整、准确。

2）职业病危害预评价报告对建设项目施工过程中及建成后可能产生的职业病危害因素及对劳动者健康危害程度的分析和评价是否全面、客观、准确。

3）建设项目职业病危害类型判定是否准确。

4）对建设项目施工过程中及建成后拟设置的职业病防护设施和个体防护用品分析与评价是否正确。

5）对职业卫生管理机构设置、职业卫生管理人员配置及有关制度建设的建议是否符合要求。

6）职业病危害预评价报告针对建设项目施工过程中及建成后提出的职业病防护措施和建议是否合理、可行，能否满足保护劳动者健康的要求。

7）职业病危害预评价报告结论是否正确。

专家组应针对以上问题对预评价报告进行评审，并出具专家评审意见，评审意见应由职业卫生专家签名确认。（参考范本14）

参考范本14 ××建设项目职业病危害预评价报告书专家评审意见

根据《建设项目职业卫生“三同时”监督管理暂行办法》（国家安全生产监督管理总局令第51号）及其第十一条施行说明（ZW－FZ－2013－006）的规定，××公司于×年×月×日组织3名职业卫生专家和3名有关人员（见附件）在×会议室对《××建设项目职业病危害预评价报告书》（编号：第×号，以下简称《预评报告书》）进行了评审。专家组听取了建设单位对该项目的介绍和评价单位对《预评报告书》的介绍，并对《预评报告书》进行了认真评审，经过充分讨论形成如下评审意见：

1.《预评报告书》内容符合《建设项目职业卫生“三同时”监督管理暂行办法》（国家安全生产监督管理总局令第51号）第十条施行说明（ZW－FZ－2013－005）的要求，运用法律、法规、规范及标准准确，评价工作质量控制符合要求。

2.《预评报告书》对建设项目施工过程中及建成后可能产生职业病危害因素的工作场所、工艺设备、技术材料等描述完整、准确。

3.《预评报告书》对建设项目施工过程中及建成后可能产生的职业病危害因素及对劳动者健康危害程度的分析和评价全面、客观、准确。

4.《预评报告书》对建设项目施工过程中及建成后拟设置

的职业病防护设施和个体防护用品分析与评价正确。

5.《预评报告书》对职业卫生管理机构设置、职业卫生管理人员配置及有关制度建设的建议符合要求，针对建设项目施工过程中及建成后提出的职业病防护措施和建议合理、可行，能满足保护劳动者健康的要求。

6.《预评报告书》对建设项目职业病危害风险类型判定准确，评价结论正确。

7. 对《预评报告书》的修改意见如下：

(1) 补充三氯乙烯清洗场所职业病危害风险的评价内容。

(2) 补充污水处理池职业病危害因素的识别和评价内容。

专家组同意修改后通过该《预评报告书》，请评价单位按专家组意见修改后报专家组组长审核。

鉴于该项目为职业病危害风险较重/严重的建设项目，《预评报告书》应报职业卫生监管部门审核。

附件：职业病危害预评价报告书评审专家组和有关人员名单

专家组组长：

专家组成员：

×年×月×日

附件　××建设项目职业病危害预评价报告书评审专家组和有关人员名单

姓　名	职称/职务	岗　位	单　位
××	主任医师	专家组组长	××市卫生监督所
××	副主任医师	专家组成员	××市安全生产监督管理局
××	主任医师	专家组成员	××市职业病防治院
××	××	会议主持	××
××	××	评审员	××
××	××	评审员	××

（2）单位评审意见。职业病危害预评价报告通过建设单位组织的评审后，建设单位应出具评审意见，加盖建设单位公章。评审意见应包括以下内容：

1）基本情况。包括评审会议时间、地点、组织者、参加人员、专家组成及成员能力介绍、评审过程、专家审查结论等。

2）真实性、合法性负责内容。包括：①对专家组成及成员能力的认定意见。②对评审过程和专家审查结论的认定意见。③对职业病危害预评价报告修改情况的认定意见（若职业卫生专家提出修改建议）。④对职业卫生技术服务机构资质、项目组成员能力、评价过程以及所出具法律责任承诺书的认定意见。⑤对提交的职业病危害预评价报告的真实性、合法性负责的声明。⑥认为职业病危害预评价报告提出的建议能够满足国家有关法律、法规和标准要求，并将按所提建议开展职业病危害防治工作的相关承诺。（参考范本 15）

参考范本 15　关于对××建设项目职业病危害预评价报告书的评审意见

依照《建设项目职业卫生“三同时”监督管理暂行办法》（国家安全生产监督管理总局令第 51 号）及其第十一条施行说明（ZW－FZ－2013－006）的规定，×年×月×日，××公司组织了 3 名职业卫生专家和 3 名有关人员在×会议室召开了评审会，对×评价机构编制的《××建设项目职业病危害预评价报告书》（编号第×号）送审稿（以下简称《预评报告书》）进行了专家技术评审。本公司对预评价报告书的评审意见如下：

一、对专家组成及成员能力的认定意见

参加评审会议的 3 名职业卫生专家均为广东省安全生产协会职业卫生专家库成员（粤安协〔2012〕14 号），具有相关专业背景，分别来自省和市职业病防治及职业卫生监督管理机构，专家组人员构成合理，经验丰富。本单位参会人员包括职业健康管理部门负责人、有关工程技术人员和职业卫生管理人员，具有代表性。

二、对评审过程和专家审查结论的认定意见

本公司所组织的评审工作符合国家有关规定，专家组出具的审查结论客观合理。

三、对评价报告修改情况的认定意见

评价机构已按照评审会专家组意见对《预评报告书》进行了修改，并出具了专家意见采纳情况说明。

四、对评价机构资质及成员能力等的认定意见

××评价机构已取得《广东省职业卫生技术服务资质证书》（粤卫职技字〔2011 年〕第×号），批准的职业卫生技术服务项目包括建设项目职业病危害评价（乙级）、职业病危害因素检测与评价和放射卫生防护检测与评价。评价人员组成合理，具有相关专业背景，均通过专业人员资质准入方面的培训。评价机构已履行与我公司签订的相关合约，在评价过程中严格按照相关法律、法规、标准和规范的要求开展评价工作，并出具了法律责任承诺书。

五、相关声明

本公司提交的《预评报告书》内容客观，结论正确，真实反映了建设项目的实际情况。本公司对提交的《预评报告书》的真实性、合法性负责，并承担法律责任。

六、相关承诺

《预评报告书》提出的建议能够满足国家有关法律、法规和标准要求，本公司承诺严格按《预评报告书》提出的建议开展职业病危害防治工作。

××有限公司（公章）
×年×月×日

4.3.2.3 备案或审核申请

建设单位应当按照规定向职业卫生监督管理部门申请职业病危害预评价备案或者审核，并提交下列文件、资料：

（1）建设项目职业病危害预评价备案或者审核申请书。

（2）建设项目职业病危害预评价报告。

（3）建设单位对预评价报告的评审意见。

（4）职业卫生专家对预评价报告的审查意见。

（5）职业病危害预评价机构的资质证明（影印件）。

（6）法律、行政法规、规章规定的其他文件、资料。

4.3.2.4 变更手续

建设项目职业病危害预评价报告经所在地职业卫生监督管理部门备案或者审核同意后，建设项目的选址、生产规模、工艺或者职业病危害因素的种类、职业病防护设施等发生重大变更的，应当对变更内容重新进行职业病危害预评价，办理相应的备案或者审核手续。

4.4 职业病防护设施设计

4.4.1 法律要求

《职业病防治法》第十八条第一款规定：“建设项目的职业病防护设施所需费用应当纳入建设项目工程预算，并与主体工程同时设计、同时施工、同时投入生产和使用。职业病危害严重的建设项目的防护设施设计，应当经安全生产监督管理部门审查，符合国家职业卫生标准和卫生要求的，方可施工。”违反规定者，可被处以十万元以上五十万元以下的罚款。

4.4.2 实施要点

职业病防护设施，是指消除或者降低工作场所的职业病危害因素的浓度或者强度，预防和减少职业病危害因素对劳动者健康的损害或者影响，保护劳动者健康的设备、设施、装置、构

（建）筑物等的总称。

职业病危害严重的建设项目，在设计阶段应当委托具有相应资质的设计单位编制职业病防护设施设计专篇。

4.4.2.1 工程设计资质管理规定

根据2007年9月1日起施行的《建设工程勘察设计资质管理规定》（中华人民共和国建设部令第160号），工程设计资质分为工程设计综合资质、工程设计行业资质、工程设计专业资质和工程设计专项资质。

工程设计综合资质只设甲级；工程设计行业资质、工程设计专业资质、工程设计专项资质设甲级、乙级。

根据工程性质和技术特点，个别行业、专业、专项资质可以设丙级，建筑工程专业资质可以设丁级。

取得工程设计综合资质的企业，可以承接各行业、各等级的建设工程设计业务；取得工程设计行业资质的企业，可以承接相应行业相应等级的工程设计业务及本行业范围内同级别的相应专业、专项（设计施工一体化资质除外）工程设计业务；取得工程设计专业资质的企业，可以承接本专业相应等级的专业工程设计业务及同级别的相应专项工程设计业务（设计施工一体化资质除外）；取得工程设计专项资质的企业，可以承接本专项相应等级的专项工程设计业务。

如某设计公司取得了“环境工程（污水、废气、噪声、固体物治理工程）专项甲级资质”，可以承接污水、废气、噪声、固体物治理工程的专项工程设计业务。

4.4.2.2 设计单位法律责任承诺书

根据《建设项目职业卫生“三同时”监督管理暂行办法》（国家安全生产监督管理总局令第51号）及其第十六条施行说明（ZW－FZ－2013－008），职业病防护设施设计单位应当向建设单位出具职业病防护设施设计专篇法律责任承诺书。样书如下：

××（项目）职业病防护设施设计专篇法律责任承诺书

1. 我单位在本项目职业病防护设施设计专篇编制过程中，严格遵守《中华人民共和国职业病防治法》及其他法律、法规和标准的要求。

2. 我单位出具的设计专篇具备真实性、合法性和实用性。我单位在设计专篇的编制过程中，根据实事求是的原则，既没有夸大或缩小职业病危害因素及其影响程度，也没有夸大或缩小各种职业病防护设施、措施的效果；所依据的法律法规和标准均现行有效；职业病防护设施设计符合要求，在正常运行时其防护效果能够保护劳动者免受职业病危害因素的影响；设计的职业病防护设施具备针对性、有效性和可行性。

3. 我单位对设计结果承担法律责任。

××单位（公章）

×年×月×日

4.4.2.3 防护设施设计专篇内容

职业病防护设施设计专篇的内容包括：

（1）设计的依据。

（2）建设项目概述。

（3）建设项目产生或者可能产生的职业病危害因素的种类、来源、理化性质、毒理特征、浓度、强度、分布、接触人数及水平、潜在危害性和发生职业病的危险程度分析。

（4）职业病防护设施和有关防控措施及其控制性能。

（5）辅助用室及卫生设施的设置情况。

（6）职业病防治管理措施。

（7）对预评价报告中职业病危害控制措施、防治对策及建议采纳情况的说明。

（8）职业病防护设施投资预算。

（9）可能出现的职业病危害事故的预防及应急措施。

（10）可以达到的预期效果及评价。

4.4.2.4 防护设施设计专篇专家评审（内审）

根据《建设项目职业卫生“三同时”监督管理暂行办法》（国家安全生产监督管理总局令第51号）及其第十八条施行说明（ZW－FZ－2013－010），职业病防护设施设计专篇编制完成后，建设单位应当组织专家评审并出具评审意见。

（1）专家评审要求。职业病防护设施设计专篇编制完成后，建设单位应当组织职业卫生专家和本单位有关工程技术、职业卫生管理人员，对职业病防护设施设计专篇进行评审。评审时职业卫生专家人数不得少于3名，其中职业卫生专家库中专家不得少于总评审人数的2/3，建设单位主要负责人应当亲自或者指定分管负责人主持评审。评审时应当明确下列问题：

1）设计依据是否全面、正确、有效。

2）职业病防护设施设计专篇中建设项目概述是否清晰，可能产生职业病危害因素的工作场所、工艺设备、原辅材料等描述是否完整、准确，是否包括施工方案描述。

3）建设项目产生或者可能产生的职业病危害因素的种类、来源、理化性质、毒理特征、浓度、强度、分布、接触人数及水平、潜在危害性和发生职业病的危险程度分析是否全面、客观、准确。

4）职业病防护设施和有关防控措施及其控制性能是否合理、可行。

5）辅助用室及卫生设施的设置情况是否符合相关要求。

6）职业病防治管理措施是否全面、合理、可行。

7）对预评价报告中职业病危害控制措施、防治对策及建议是否采纳。

8）职业病防护设施投资预算能否满足要求。

9）可能出现的职业病危害事故的预防及应急措施是否具备可行性和针对性。

10）可以达到的预期效果及评价是否客观、正确。

专家组应针对以上问题对设计专篇进行评审，并出具专家评审意见，评审意见应由职业卫生专家签名确认。（参考范本16）

参考范本16 ××建设项目职业病防护设施设计专篇专家评审意见

根据《建设项目职业卫生“三同时”监督管理暂行办法》（国家安全生产监督管理总局令第51号）及其第十八条施行说明（ZW－FZ－2013－010）等有关规定，××公司于×年×月×日组织3名职业卫生专家和3名有关人员（见附件）在×办公室对《××建设项目职业病防护设施设计专篇》（编号：第×号，以下简称《设计专篇》）进行了评审。专家组听取了建设单位对该项目的介绍和设计单位对《设计专篇》的介绍，并对《设计专篇》进行了认真评审，经过充分讨论形成如下评审意见：

1.《设计专篇》内容符合《建设项目职业卫生“三同时”监督管理暂行办法》（国家安全生产监督管理总局令第51号）第十七条施行说明（ZW－FZ－2013－009）的要求，设计依据全面、正确、有效。

2.《设计专篇》对可能产生职业病危害因素的工作场所、工艺设备、原辅材料等描述完整、准确，有施工方案的相关描述。

3.《设计专篇》对建设项目产生或者可能产生的职业病危害因素的种类、来源、浓度或强度、分布、接触人数及水平、潜在危害性和发生职业病的危险程度分析全面、客观、准确。

4.《设计专篇》提出的职业病防护设施和有关防控措施及其控制性能合理、可行，对辅助用室及卫生设施的设置情况符合相关要求，对可能出现的职业病危害事故的预防及应急措施具备可行性和针对性。

5.《设计专篇》提出的职业病防治管理措施全面、合理、可行，职业病防护设施投资预算能满足要求。

6.《设计专篇》全面采纳了预评价报告中职业病危害控制措施、防治对策及建议方面的内容。

7.《设计专篇》对达到的职业病防护预期效果及评价客观、正确。

8. 对《设计专篇》的修改意见：

（1）××××。

（2）××××。

专家组同意通过《设计专篇》。（或：专家组同意修改后通过《设计专篇》，请设计单位按专家组意见修改后报专家组组长审核。）

鉴于该项目属于职业病风险危害严重的建设项目，《设计专篇》应报职业卫生监管部门审查。

附件：职业病防护设施设计专篇评审专家组和有关人员名单

专家组组长（签名）：

专家组成员（签名）：

×年×月×日

附件　××建设项目职业病防护设施设计专篇评审专家组和有关人员名单

姓　名	职称/职务	岗　位	单　　位
××	主任医师	专家组组长	××市卫生监督所
××	副主任医师	专家组成员	××市安全生产监督管理局
××	主任医师	专家组成员	××市职业病防治院
××	××	会议主持	××
××	××	评审员	××
××	××	评审员	××

（2）单位评审意见。职业病防护设施设计专篇通过建设单位组织的评审后，建设单位应出具评审意见，评审意见应加盖建设单位公章并包括以下内容：

1）基本情况。包括评审会议时间、地点、组织者、参加人员、专家组成及成员能力介绍、评审过程、专家审查结论等。

2）真实性、合法性、实用性负责内容。包括：①对专家组成及成员能力的认定意见。②对评审过程和专家审查结论的认定意见。③对职业病防护设施设计专篇修改情况的认定意见（若职业卫生专家提出修改建议）。④对设计单位资质、项目组成员能力、设计过程及设计单位法律责任承诺书的认定意见。⑤对提交的职业病防护设施设计专篇的真实性、合法性和实用性负责的相关声明。⑥认为职业病防护设施设计能够满足国家有关法律、法规和标准要求，并将按职业病防护设施设计专篇开展职业病危害防治工作的相关承诺。（参考范本17）

参考范本17　关于对××建设项目职业病防护设施设计专篇的评审意见

根据《建设项目职业卫生“三同时”监督管理暂行办法》（国家安全生产监督管理总局令第51号）及其第十八条施行说明

(ZW－FZ－2013－010）的规定，×年×月×日，××公司组织了3名职业卫生专家和3名有关人员在×会议室召开了评审会，对×设计公司编制的《××建设项目职业病防护设施设计专篇》（编号：第×号，以下简称设计专篇）进行了专家技术评审。本公司对设计专篇的评审意见如下：

一、对专家组成及成员能力的认定意见

参加评审会议的3名职业卫生专家均为广东省安全生产协会职业卫生专家库成员（粤安协〔2012〕14号），具有相关专业背景，分别来自省和市职业病防治、职业卫生监督管理机构，专家组人员构成合理，经验丰富。本公司参会人员包括职业健康管理部门负责人、有关工程技术人员和职业卫生管理人员，具有代表性。

二、对评审过程和专家审查结论的认定意见

本单位所组织的评审工作均符合国家有关规定，专家组出具的评审结论客观合理。

三、对设计专篇修改情况的认定意见

设计单位已按照评审会专家组意见对设计专篇进行了修改，并出具了专家意见采纳情况说明。

四、对设计单位资质和能力等认定意见

××设计单位已取得《环境工程专项甲级资质》（编号×号），批准的设计项目包括污水、废气、噪声、固体物治理工程的专项工程设计。设计人员组成合理，具有相关专业背景，均通过专业人员资质准入方面的培训。设计单位已履行与本公司签订的相关合约，在设计过程中严格按照相关法律、法规、标准和规范的要求开展设计工作，并出具了法律责任承诺书。

五、相关声明

本公司提交的设计专篇内容客观，职业病防护预期效果良好。本公司对提交的设计专篇的真实性、合法性负责，并承担法

律责任。

六、相关承诺

《设计专篇》提出的职业病防护设施设计能够满足国家有关法律、法规和标准要求，本公司承诺严格按职业病防护设施设计专篇开展职业病危害防治工作。

××有限公司（公章）

×年×月×日

4.4.2.5 防护设施设计专篇审查

职业病危害严重的建设项目，建设单位在完成职业病防护设施设计专篇及专家评审后，应当向项目所在地的职业卫生监督管理部门申请建设项目职业病防护设施设计审查，需要提交的文件、资料包括：

（1）建设项目职业病防护设施设计审查申请书。

（2）建设项目立项审批文件（复印件）。

（3）建设项目职业病防护设施设计专篇。

（4）建设单位对职业病防护设施设计专篇的评审意见。

（5）建设项目职业病防护设施设计单位的资质证明（影印件）。

（6）建设项目职业病危害预评价报告审核的批复文件（复印件）。

（7）法律、行政法规、规章规定的其他文件、资料。

《设计专篇》经审查同意后，建设单位才能按照有关规定组织职业病防护设施的施工。

4.4.2.6 防护设施设计变更手续

建设项目职业病防护设施设计经审查同意后，建设项目的生产规模、工艺或者职业病危害因素的种类等发生重大变更的，建设单位应当根据变更的内容，重新进行职业病防护设施设计，并在变更之日起30日内到职业卫生监督管理部门办理相应的审查手续。

4.5 防护设施施工

根据《建设项目职业卫生“三同时”监督管理暂行办法》（国家安全生产监督管理总局令第51号）第二十三条施行说明（ZW－FZ－2013－012），施工单位应当按照职业病防护设施设计和有关施工技术标准、规范进行施工，并对职业病防护设施的工程质量负责。

4.5.1 施工单位资质要求

建设项目职业病防护设施应当由取得相应资质的施工单位负责施工，并与建设项目主体工程同时进行。

施工企业资质等级是建设主管部门根据各施工企业不同的施工能力，按统一的标准对各施工企业所核定的级别，它是工程建设单位合理选定施工单位的依据。施工企业资质分总承包、专业承包和劳务分包三种类别。工业项目噪声、有害气体、粉尘、污水、工业废料的综合处理工程，可由取得环保工程专业承包企业资质的单位进行施工。

4.5.2 施工单位应提供的材料

施工单位应当向建设单位提供相关证明材料，主要包括以下内容：

（1）建设主管部门颁发的资质证书影印件。

（2）所有参与本项目施工的工程技术人员情况，包括姓名、专业背景、资质证书、在本项目中所承担的工作内容等。

（3）职业病防护设施施工及施工过程中职业病防治总结报告，主要内容包括职业病防护设施工程概况、施工方案简述、特殊问题处理、工程质量及控制情况、职业卫生管理制度、施工人

员职业健康监护档案、施工现场职业病危害因素监测记录、人员职业卫生培训记录等，并附相关证明材料的复制件。

（4）出具职业病防护设施施工过程法律责任承诺书。样书如下：

××（项目）职业病防护设施施工过程法律责任承诺书

1. 我单位在本项目职业病防护设施施工过程中，严格遵守《中华人民共和国职业病防治法》及其他相关法律、法规和标准的要求。

2. 我单位具备完善的施工质量检验制度，有完善的建筑材料、建筑构配件及设备进场验收和检验制度。对职业病防护设施使用的主要建筑材料、建筑构配件和设备，均已送具有相应资质的检测单位检验、测试，检测合格后方使用。

3. 在本项目职业病防护设施施工过程中，我单位从未使用不合格或建设行政主管部门发布名录中禁止使用的建筑材料、建筑构配件和设备。使用的进口建筑材料、建筑构配件和设备均符合国家有关标准，并持有商检部门签发的商检合格证书。

4. 我单位保证在本项目施工过程中，严格按照国家相关法律、法规和标准的要求，采取了相应的职业病防护措施，确保了施工人员所接触的职业病危害因素低于相关限值，并对相关接触危害人员进行了职业健康监护。

××单位（公章）

×年×月×日

4.6 防护设施施工工程监理

根据《建设项目职业卫生“三同时”监督管理暂行办法》

（国家安全生产监督管理总局令第51号）第二十三条施行说明（ZW－FZ－2013－012），工程监理单位、监理人员应当按照法律法规和工程建设强制性标准，对职业病防护设施施工工程实施监理，并对职业病防护设施的工程质量承担监理责任。

4.6.1 监理单位资质要求

根据《工程监理企业资质管理规定》（中华人民共和国建设部令第158号），从事建设工程监理活动的企业，应当取得工程监理企业资质，并在工程监理企业资质证书许可的范围内从事工程监理活动。工程监理企业资质分为综合资质、专业资质（如机电安装工程监理资质）和事务所资质。用人单位可以根据实际需要选择具备相应资质的监理单位从事防护设施工程的监理工作。

4.6.2 监理单位应提供的材料

工程监理单位应当向建设单位提供相关证明材料，主要包括以下内容：

（1）建设主管部门颁发的资质证书影印件。

（2）所有参与本项目职业病防护设施施工监理的人员情况，包括姓名、专业背景、资质证书、在本项目中所承担的工作内容等。

（3）职业病防护设施工程监理及施工过程职业病防治监理总结报告，主要内容包括职业病防护设施和施工过程职业病防治概况、监理组织机构、监理人员及设施投入情况、监理工作成效，并附设计变更、工程变更资料、监理指令性文件、各种签证资料及其他相关证明材料的复印件。

（4）出具职业病防护设施工程监理过程法律责任承诺书，样书如下：

××（项目）职业病防护设施工程监理过程法律责任承诺书

1. 我单位严格依照法律、法规以及有关技术标准、经审查批准的设计文件、建设工程承包合同和监理合同，代表建设单位对职业病防护设施施工质量实施了监理，并对职业病防护设施施工质量承担监理责任。

2. 我单位对职业病防护设施相关工程使用的建筑材料、建筑构配件和设备的质量无异议。施工单位不存在不按经审查批准的施工图设计文件施工或者其他违法、违章行为。建设单位不存在发出违反有关法律、法规或者强制性技术标准指令的行为。

3. 我单位对施工单位采取的职业病防护措施及防治效果无异议。施工单位不存在未按预评价报告和设计专篇要求进行职业病防护的状况，不存在违反职业病防治相关法律、法规或者强制性标准的行为，施工过程职业病防治效果符合要求。

××单位（公章）

×年×月×日

4.7 职业病危害控制效果评价

4.7.1 法律要求

《职业病防治法》第十八条第三款：建设项目在竣工验收前，建设单位应当进行职业病危害控制效果评价。

4.7.2 实施要点

4.7.2.1 试运行时限

建设项目完工后，需要进行试运行的，其配套建设的职业病防护设施必须与主体工程同时投入试运行。试运行时间不少于30日，最长不得超过180日，国家有关部门另有规定或者特殊要求的行业除外。

建设项目试运行期间，建设单位应委托具有相应资质的职业卫生技术服务机构进行职业病危害控制效果评价。建设项目没有进行试运行的，应当在其完工后委托具有相应资质的职业卫生技术服务机构进行职业病危害控制效果评价。

4.7.2.2 控评报告的内容

职业病危害控制效果评价报告的内容包括：

（1）建设项目概况。

（2）总体布局和设备布局调查与评价。

（3）职业病危害因素调查、检测与分析。

（4）职业病危害防护措施调查与评价。

（5）个人使用的职业病防护用品调查与评价。

（6）建筑卫生学及辅助用室调查与评价。

（7）职业卫生管理情况调查与评价。

（8）职业健康监护情况分析与评价。

（9）职业病危害控制效果的结论和建议。

4.7.2.3 评价单位承诺书

根据《建设项目职业卫生“三同时”监督管理暂行办法》（国家安全生产监督管理总局令第51号）第九条施行说明(ZW－FZ－2013－004)，职业病危害控制效果评价报告编制完成后，职业卫生技术服务机构应出具职业病危害控制效果评价报告法律责任承诺书，样书如下：

××（项目）职业病危害控制效果评价报告法律责任承诺书

1. 在本项目职业病危害控制效果评价报告编制过程中，我单位严格遵守《中华人民共和国职业病防治法》及相关法律、法规和标准的要求。

2. 在本项目职业病危害控制效果评价报告编制过程中，我单位作为第三方，未受到任何组织和个人的干预和影响，依法独

立开展工作，保证了技术服务活动的客观公正性。

3. 在本项目职业病危害控制效果评价报告编制过程中，我单位根据实事求是的原则，所依据的技术资料、出具的检测数据均真实有效，评价报告中对本项目所提出的职业病防护措施具有针对性、有效性和可行性。

4. 我单位对本项目职业病危害控制效果评价报告中结论性内容承担法律责任。

××单位（公章）

×年×月×日

4.7.2.4 控评报告专家评审（内审）

根据《建设项目职业卫生“三同时”监督管理暂行办法》（国家安全生产监督管理总局令第51号）及其第二十七条施行说明（ZW－FZ－2013－014），职业病危害控制效果评价报告编制完成后，建设单位应当组织专家评审并出具评审意见。

4.7.2.5 专家评审要求

职业病危害控制效果评价报告编制完成后，建设单位应当组织职业卫生专家和本单位有关工程技术、职业卫生管理人员，对职业病危害控制效果评价报告进行评审。评审时职业卫生专家人数不得少于3名，其中职业卫生专家库中专家不得少于总评审人数的2/3，建设单位主要负责人应当亲自或者指定分管负责人主持评审。评审时应当明确下列问题：

（1）建设项目概况是否清晰，可能产生职业病危害因素的工作场所、工艺设备、原辅材料等描述是否完整、准确，是否包括施工过程描述。

（2）职业病防护设施设计执行情况分析是否全面。

（3）职业病防护设施运行情况分析是否清晰。

（4）职业病危害因素检测结果分析是否正确。

（5）职业病危害因素监测是否符合法律、法规和相关标准要求。

（6）职业病危害因素对劳动者健康危害程度分析是否正确。

（7）职业卫生管理机构设置和管理人员配置是否合理。

（8）职业卫生管理制度是否满足相关要求并得到落实。

（9）职业健康监护是否有效落实，存在什么问题。

（10）事故预防和应急措施是否具备针对性、可行性，并满足要求。

（11）正常生产后建设项目职业病防治效果预期分析是否正确。

（12）对策措施和建议是否实用、合理、可行。

（13）评价结论是否正确。

专家组应针对以上问题对控评报告进行评审，并出具专家评审意见，评审意见应由职业卫生专家签名确认。（参考范本18）

参考范本18 ××建设项目职业病危害控制效果评价报告书专家评审意见

根据《建设项目职业卫生“三同时”监督管理暂行办法》（国家安全生产监督管理总局令第51号）及其第二十七条施行说明（ZW－FZ－2013－014）等有关规定，××公司于×年×月×日组织3名职业卫生专家和3名有关人员（见附件）在×会议室对《××建设项目职业病危害控制效果评价报告书》（编号：第×号，以下简称《控评报告书》）进行了评审。专家组听取了建设单位对该项目的介绍和评价单位对《控评报告书》的介绍，并对《控评报告书》进行了认真评审，经过充分讨论形成如下评审意见：

1.《控评报告书》内容符合《建设项目职业卫生“三同时”监督管理暂行办法》（国家安全生产监督管理总局令第51号）

第二十六条施行说明（ZW－FZ－2013－013）的要求，运用法律、法规、规范及标准准确，评价工作质量控制符合要求。

2.《控评报告书》对可能产生职业病危害因素的工作场所、工艺设备、原辅材料等描述完整、准确，有施工过程的相关描述。

3.《控评报告书》对职业病防护设施设计执行情况和职业病防护设施运行情况分析清晰、全面，事故预防和应急措施评价正确。

4.《控评报告书》在职业病危害因素监测方面数据翔实，检测结果分析正确；对职业健康监护的分析和评价合理。

5.《控评报告书》分析了职业病危害因素对劳动者健康的危害程度，对职业卫生管理制度评价客观。

6.《控评报告书》对正常生产后建设项目职业病防治效果预期分析正确，提出的对策措施和建议合理可行，评价结论正确。

7. 对《控评报告书》的修改意见：

（1）补充空调印刷车间新风量的调查和评价内容。

（2）补充空调车间使用白电油（正己烷）职业病危害风险的评价内容。

专家组同意修改后通过《控评报告书》，请评价单位按专家组意见修改后报专家组组长审核。

附件：职业病危害控制效果评价报告书评审专家组和有关人员名单

专家组组长（签名）：

专家组成员（签名）：

×年×月×日

附件　××建设项目职业病危害控制效果评价报告书评审专家组和有关人员名单

姓　名	职称/职务	岗　位	单　位
××	主任医师	专家组组长	××市卫生监督所
××	副主任医师	专家组成员	××市安全生产监督管理局
××	主任医师	专家组成员	××市职业病防治院
××	××	会议主持	××
××	××	评审员	××
××	××	评审员	××

4.7.2.6　单位评审意见

职业病危害控制效果评价报告通过建设单位组织的评审后，建设单位应出具评审意见，评审意见应加盖建设单位公章并包括以下内容：

（1）基本情况。包括评审会议时间、地点、组织者、参加人员、专家组成及成员能力介绍、评审过程、专家审查结论等。

（2）真实性、合法性负责内容。包括：

1）对专家组成及成员能力的认定意见。

2）对评审过程和专家审查结论的认定意见。

3）对职业病危害控制效果评价报告修改情况的认定意见（若职业卫生专家提出修改建议）。

4）对职业卫生技术服务机构资质、项目组成员能力及评价过程的认定意见。

5）对提交的职业病危害控制效果评价报告的真实性、合法性负责的相关声明。

6）将按职业病危害控制效果评价报告提出的建议做好职业病危害防治工作，并认为将来能够满足国家有关法律、法规和标准要求的相关承诺。（参考范本19）

参考范本19 关于对××建设项目职业病危害控制效果评价报告书的评审意见

根据《建设项目职业卫生“三同时”监督管理暂行办法》（国家安全生产监督管理总局令第51号）及其第二十七条施行说明（ZW－FZ－2013－014）的规定，×年×月×日，××公司组织了3名职业卫生专家和3名有关人员在×会议室召开了评审会，对×评价机构编制的《××建设项目职业病危害控制效果评价报告书》（编号：第×号）送审稿（以下简称《控评报告书》）进行了专家技术评审。本公司对控制效果评价报告书的评审意见如下：

一、对专家组成及成员能力的认定意见

参加评审会议的3名职业卫生专家均为广东省安全生产协会职业卫生专家库成员（粤安协〔2012〕14号），具有相关专业背景，分别来自省和市职业病防治及职业卫生监督管理机构，专家组人员构成合理，经验丰富。本公司参会人员包括职业健康管理部门负责人、有关工程技术人员和职业卫生管理人员，具有代表性。

二、对评审过程和专家审查结论的认定意见

本公司所组织的评审工作均符合国家有关规定，专家组出具的审查结论客观、合理。

三、对评价报告修改情况的认定意见

评价机构已按照评审会专家组意见对控评报告书进行了修改，并出具了专家意见采纳情况说明。

四、对评价机构资质和能力等的认定意见

××评价机构已取得《广东省职业卫生技术服务资质证书》（粤卫职技字〔2011年〕第×号），批准的职业卫生技术服务项目包括建设项目职业病危害评价（乙级）、职业病危害因素检测与评价和放射卫生防护检测与评价。评价人员组成合理，具有相关专业背景，均通过专业人员资质准入方面的培训。评价机构已履行与我公司签订的相关合约，在评价过程中严格按照相关法律、法规、标准和规范的要求开展评价工作，并出具了法律责任承诺书。

五、相关声明

本公司提交的控评报告书内容客观，结论正确，真实反映了项目的实际情况。本公司对提交的控评报告书的真实性、合法性负责，并承担法律责任。

六、相关承诺

本公司承诺严格按控评报告书提出的建议做好职业病危害防治工作，满足国家有关法律、法规和标准的要求。

××有限公司（公章）

×年×月×日

4.7.2.7 建设单位法律责任承诺

建设单位应出具建设项目职业病危害防治法律责任承诺书，样书如下：

××（项目）职业病危害防治法律责任承诺书

1. 我单位对施工单位资质、施工人员能力、职业病防护设施施工质量及施工过程中职业病防治情况进行了认真检查和监督管理，认为不存在违法违规行为。

2. 我单位对工程监理单位资质、监理人员能力、职业病防护设施工程监理及施工过程职业病防治监理情况进行了认真检查，认为不存在违法违规行为。

3. 我单位对职业卫生技术服务机构资质、项目组成员能力及评价过程进行了认真检查，并对职业病危害控制效果评价报告

进行了评审，认为符合相关法律、法规和标准的要求。

4. 我单位组织了本项目职业病防护设施的自验收，认为符合相关法律、法规和标准的要求。我单位保证上述检查、评审、验收结果的真实性，并承担相应的法律责任。我单位承诺将在整个项目的生命周期内采取措施保持职业病防护设施、职业卫生管理制度的有效性，在任何时间都保证本项目职业病危害防治工作符合相关法律、法规和标准的要求。

××单位（公章）

×年×月×日

4.8 防护设施竣工验收

4.8.1 法律要求

《职业病防治法》第十八条第三款：建设项目竣工验收时，其职业病防护设施经安全生产监督管理部门验收合格后，方可投入正式生产和使用。违反规定者，可被处以五万元以上十万元以下的罚款。

4.8.2 实施要点

职业病防护设施竣工验收必须先由建设单位组织自验收。通过自验收以后，如果是职业病危害一般的建设项目，则直接向职业卫生监督管理部门申请职业病防护设施竣工备案即可；但如果是职业病危害较重或者严重的建设项目，建设单位还需向职业卫生监督管理部门申请职业病防护设施竣工验收，由监管部门再组织一次竣工验收。

4.8.2.1 自验收

根据《建设项目职业卫生“三同时”监督管理暂行办法》（国家安全生产监督管理总局令第51号）及其第二十六条施行说

明（ZW－FZ－2013－013），建设单位应当组织职业卫生专家和有关人员对职业病防护设施进行自验收。自验收时职业卫生专家人数不得少于3名，其中职业卫生专家库中专家不得少于2/3，建设单位主要负责人应当亲自或者指定分管负责人主持自验收。

4.8.2.2 自验收专家评审意见

自验收时专家评审意见应当包括下列内容：

（1）是否建立了职业病防治责任制度。

（2）是否建立了健全的职业卫生管理制度。

（3）设置的职业卫生管理机构和配备的管理人员是否满足要求，职业卫生档案是否健全。

（4）包括职业卫生“三同时”在内的各种前期预防工作是否完善。

（5）工作场所职业卫生管理是否符合要求。

（6）职业病防护设施预算、管理、维护是否符合要求。

（7）劳动者是否能得到合格的个体防护用品且正确使用。

（8）主要负责人、职业卫生管理人员和接触职业病危害因素的劳动者是否经过培训并考试合格。

（9）是否按照要求对接触职业病危害的劳动者（包括外包人员）进行职业健康监护。

（10）职业卫生应急管理是否符合要求。

自验收专家评审意见应由职业卫生专家签名确认并表明是否同意职业病防护设施通过自验收。（参考范本20）

参考范本20 ××建设项目职业病防护设施竣工自验收专家评审意见

根据《建设项目职业卫生“三同时”监督管理暂行办法》（国家安全生产监督管理总局令第51号）及其第二十六条施行说明（ZW－FZ－2013－013）的规定，××公司于×年×月×日

组织了3名职业卫生专家和3名有关人员（见附件）对××职业病防护设施进行自验收。专家组和有关人员听取了建设单位对建设项目的概括介绍和报告书编制单位对报告书的介绍及现场查看，形成如下自验收专家评审意见：

1. 建设单位已建立了职业病防治责任制度和职业卫生管理制度，设置的职业卫生管理机构和配备的管理人员满足要求，职业卫生档案健全。

2. 建设单位于×年委托××技术服务机构编制了《××建设项目职业病危害预评价报告书》（第×号），××局于×年对该报告书进行了审核（审核意见书：第×号）；×年委托××技术服务机构编制了《××建设项目职业病防护设施设计专篇》（第×号），××局于×年×月×日对其职业病危害防护设施设计进行了审查（审查意见书：第×号）。

该项目职业病危害防护设施基本做到与主体工程同时设计、同时建设与施工和同时投入使用。

3. 该项目总体布局、生产工艺及设备布局、建筑卫生学设置合理，防毒、防尘、防噪声、防暑降温等职业病防护设施运行正常，有相应的管理维护制度，其职业病危害控制效果达到国家职业卫生有关标准的要求。

4. 劳动者能得到合格的个体防护用品且正确使用。

5. 工作场所职业卫生管理和职业卫生应急管理符合要求，主要负责人、职业卫生管理人员和接触职业病危害因素的劳动者经过培训。

6. 接触职业病危害的劳动者（包括外包人员）按照要求进行了在岗期间的职业健康监护。

7. 建议：

（1）落实员工上岗前及离岗时职业健康检查规定。

（2）找代替，在工艺允许的情况下，不采购、不使用慢性中毒风险较高的白电油（正己烷）。

专家组同意职业病防护设施通过自验收。建设单位应按自验收意见提出的建议进一步做好职业病防治工作，并加以落实。

鉴于本项目为职业病危害风险较重/严重的建设项目，建设单位应当向职业卫生监管部门申请建设项目职业病防护设施竣工验收。（或：鉴于本项目为职业病危害风险一般的建设项目，建设单位应当在自验收完成之日起30日内向职业卫生监管部门申请职业病防护设施竣工备案。）

附件：职业病防护设施竣工自验收专家组和有关人员名单

专家组组长：

专家组成员：

×年×月×日

附件　××建设项目职业病防护设施竣工自验收专家组和有关人员名单

姓　名	职称/职务	岗　位	单　　位
××	主任医师	专家组组长	××市卫生监督所
××	副主任医师	专家组成员	××市安全生产监督管理局
××	主任医师	专家组成员	××市职业病防治院
××	××	自验收主持	××
××	××	自验收人员	××
××	××	自验收人员	××
××	××	自验收人员	××

4.8.2.3　建设单位自验收报告

职业病防护设施通过建设单位组织的自验收后，建设单位应出具自验收情况报告，自验收情况报告应加盖建设单位公章并包

括以下内容：

（1）基本情况。包括自验收会议时间、地点、组织者、参加人员、专家组成及成员能力介绍、自验收过程、专家审查结论等。

（2）真实性、合法性、有效性负责内容。包括：

1）对专家组成及成员能力的认定意见。

2）对自验收过程和专家验收结论的认定意见。

3）对现场整改情况的认定意见（若职业卫生专家提出整改建议）。

4）对施工单位资质、施工人员能力、职业病防护设施施工及施工过程中职业病防治总结报告的认定意见。

5）对工程监理单位资质、监理人员能力、职业病防护设施工程监理及施工过程职业病防治监理总结报告的认定意见 。

6）明确保证在整个项目的生命周期内采取措施保持职业病防护设施、职业卫生管理制度的有效性，在任何时间都保证劳动者所接触的职业病危害因素浓度（强度）符合国家有关法律、法规和标准的要求。（参考范本21）

参考范本21 关于对××建设项目职业病防护设施自验收情况报告

根据《建设项目职业卫生“三同时”监督管理暂行办法》（国家安全生产监督管理总局令第51号）及其第二十六条施行说明（ZW－FZ－2013－013）的规定，×年×月×日，××公司组织了3名职业卫生专家和3名有关人员对本公司××建设项目职业病防护设施进行自验收。现将自验收情况报告如下：

一、对专家组成及成员能力的认定意见

参加自验收的3名职业卫生专家均为广东省安全生产协会职业卫生专家库成员（粤安协〔2012〕14号），具有相关专业背景，分别来自省和市职业病防治、职业卫生监督管理机构，专家组人员构成合理，经验丰富。本单位参加自验收人员包括职业健康管理部门负责人、有关工程技术人员和职业卫生管理人员，具有代表性。

二、对自验收过程和专家验收结论的认定意见

本单位所组织的自验收工作均符合《建设项目职业卫生“三同时”监督管理暂行办法》（国家安全生产监督管理总局令第51号）及其第二十六条施行说明（ZW－FZ－2013－013）的规定，专家组出具的自验收意见客观、合理。

三、对现场整改情况的认定意见

本单位已按自验收现场整改意见进行了相应的整改，有关整改情况见下表：

自验收过程存在的问题整改情况一览表

序号	整改建议	整改情况
1	落实员工上岗前及离岗时职业健康检查规定	公司已完善职业健康监护制度，保证按规定落实员工上岗前和离岗时的职业健康检查工作
2	找替代，不采购、不使用慢性中毒风险较高的白电油（正已烷）	公司已改用毒性更低的异丙醇代替白电油擦拭手机面板，消除了正已烷中毒的隐患

四、对施工单位资质、施工人员能力、职业病防护设施施工及施工过程中职业病防治总结报告的认定意见

该项目施工单位为××公司，具有环保工程专业承包企业资质。施工人员均具有“施工员岗位证书”，具备防护工程施工能力。施工单位严格按照职业病防护设施设计和有关施工技术标

准、规范进行施工，职业病防护设施的工程质量符合要求，其出具的施工过程中职业病防治总结报告内容客观，真实反映了项目的实际情况。

五、对工程监理单位资质、监理人员能力、职业病防护设施工程监理及施工过程职业病防治监理总结报告的认定意见

该项目工程监理单位为××监理公司，具有机电安装工程监理甲级资质。监理人员均具有“监理工程师资格证书”，具备工程监理能力。监理单位严格按照法律法规和工程建设强制性标准，对职业病防护设施施工过程实施监理，保证了职业病防护设施的工程质量符合要求，其出具的施工过程职业病防治监理总结报告真实可靠。

六、相关保证

本公司保证在整个项目的生命周期内采取措施保持职业病防护设施、职业卫生管理制度的有效性，在任何时间都保证劳动者所接触的职业病危害因素浓度（强度）符合国家有关法律、法规和标准的要求。

××有限公司（公章）
×年×月×日

4.8.2.4 竣工备案

职业病危害一般的建设项目竣工验收时，由建设单位自行组织职业病防护设施的竣工验收，并自验收完成之日起30日内向职业卫生监督管理部门申请职业病防护设施竣工备案。备案时应提交下列文件、资料：

（1）建设项目职业病防护设施竣工备案申请书。

（2）建设项目职业病危害预评价报告备案通知书（复印件）。

（3）建设项目立项审批文件（复印件）。

（4）建设项目职业病防护设施设计专篇。

（5）建设项目职业病危害控制效果评价机构的资质证明（影印件）。

（6）建设项目职业病危害控制效果评价报告。

（7）职业卫生专家对职业病危害控制效果评价报告的评审意见。

（8）建设单位对职业病危害控制效果评价报告的评审意见。

（9）建设项目职业病防护设施竣工自行验收情况报告。

（10）法律、行政法规、规章规定的其他文件、资料。

4.8.2.5 竣工验收

职业病危害较重或者严重的建设项目，建设单位应当向职业卫生监督管理部门申请职业病防护设施竣工验收。建设项目职业病防护设施竣工后未经职业卫生监督管理部门备案同意或验收合格的，不得投入生产或者使用。

（1）职业病危害较重的，申请竣工验收时需提交下列资料：

1）建设项目职业病防护设施竣工验收申请书。

2）建设项目职业病危害预评价报告审核批复文件。

3）建设项目职业病危害控制效果评价机构资质证明（影印件）。

4）建设项目立项审批文件（复印件）。

5）建设项目职业病防护设施设计专篇。

6）建设项目职业病危害控制效果评价报告。

7）职业卫生专家对职业病危害控制效果评价报告的审查意见。

8）建设单位对职业病危害控制效果评价报告的评审意见。

9）建设项目职业病防护设施施工单位和监理单位资质证明（影印件）。

10）法律、行政法规、规章规定的其他文件、资料，包括建

设单位自验收情况报告和承诺书、职业卫生技术服务机构出具的承诺书、施工单位出具的承诺书、监理单位出具的承诺书等。

（2）职业病危害严重的，申请竣工验收时需提交下列资料：

1）建设项目职业病防护设施竣工验收申请书。

2）建设项目职业病防护设施设计审查批复文件（复印件）。

3）建设项目职业病危害控制效果评价机构资质证明（影印件）。

4）建设项目职业病危害控制效果评价报告。

5）职业卫生专家对职业病危害控制效果评价报告的审查意见。

6）建设单位对职业病危害控制效果评价报告的评审意见。

7）建设项目职业病防护设施施工单位和监理单位资质证明（影印件）。

8）法律、行政法规、规章规定的其他文件、资料，包括建设单位自验收情况报告和承诺书、职业卫生技术服务机构出具的承诺书、施工单位出具的承诺书、监理单位出具的承诺书等。

案例1 新厂投产不足10个月发生中毒事故被罚19万元

一、事件经过

深圳市某科技公司2009年2月投产，主要从事手机外壳加工，2009年11月发现有34名员工出现不同程度的手脚麻木、两腿酸软无力、行走困难、容易摔倒等神经损害症状（图4－1），后经调查和诊断，34名患者均被确诊为“职业性慢性正己烷中毒”。

现场调查发现，该公司生产车间为空调环境，采用内循环式柜式空调，使用擦机水（主要成分为正己烷）作为清洁剂擦拭手机外壳，使用擦机水的岗位无局部通风设施，公司也未向员工提供个人使用的防护用品。经检测，车间空气中正己烷浓度范围为 446.3～543.1 mg/m³，超过国家职业卫生标准（180 mg/m³）。员工长时间在毒物超标的环境下作业，吸入过量的有毒物质（正己烷）导致中毒（图 4－2）。

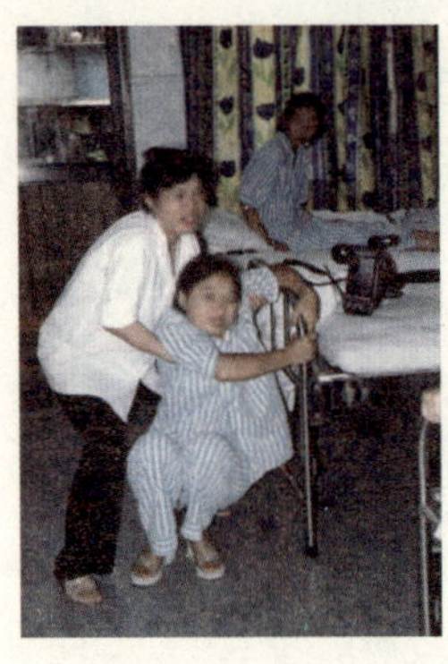

图 4－1　正己烷中毒患者周围神经受到损害，手脚无力，不能站立

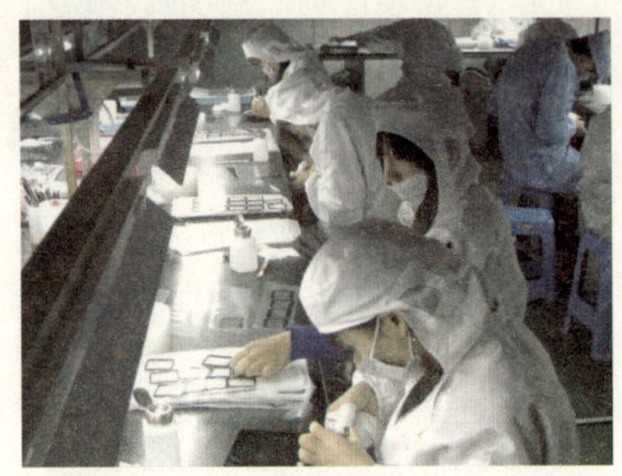

图 4－2　使用擦机水的空调车间发生多人中毒

该公司成立以来，对存在职业病危害的建设项目未进行职业病危害预评价和控制效果评价，未经过职业卫生监督管理部门竣工验收即投入正式生产。该公司的违法行为导致了职业中毒事故的发生，2010 年 2 月受到监管部门罚款人民币 19 万元的行政处罚。

二、事件教训

该公司投产不足 10 个月即发生 30 多人的群体性中毒事故，员工治疗时间大多在 1 年左右才能康复。本次事故给企业造成了严重的经济损失。如果该公司能按规定进行职业病危害预评价和控制效果评价，及时发现职业病危害隐患并落实整改措施，如改善通风设施、改用无慢性毒作用的低毒清洁剂如异丙醇（IPA）等，将职业病危害隐患消除在投产之前，本次事故是完全可以避

免的。预防是最符合成本效益的策略，麻痹大意和对职业病危害的无知必将付出惨痛的代价。

特别提醒1 正己烷职业中毒及其预防

一、特性

正己烷为无色易挥发液体，无明显刺激性气味。具有高挥发性、高脂溶性和蓄积作用，往往会造成集体性严重中毒事件。正己烷是一类高危险的溶剂，应引起高度警惕。

二、接触机会

“白电油”（代号NH）主要成分为正己烷，常用于印刷、电子等行业的清洗工作，如清洗印刷机械、液晶显示器、手表表面等。

三、毒性

正己烷属低毒性，可经呼吸道和皮肤吸收，进入人体后主要引起周围神经损害。一般起病隐匿，进展缓慢，从接触到发病一般是几个月到几年。

四、临床表现

中毒主要表现为手足麻木、两腿酸软无力、行走困难、容易摔倒；严重者可有四肢或手掌肌肉萎缩等损害。该病起病类似“风湿病”，易被误诊、延误治疗而导致严重后果，需引起警惕。该病病程长，一般为1年左右，经过积极治疗，基本上能完全恢复。

五、防护要点

特别强调作业场所要有良好的通风；因正己烷具有蓄积作用，长期吸入低浓度（不超标）的正己烷也可致慢性中毒，因而尽量不要在空调环境下使用；建议用毒性更低的溶剂如异丙醇（IPA）或异丁醇等来替代。接触正己烷的劳动者要坚持使用活性炭防毒口罩。

4.9 职业病危害项目申报

4.9.1 法律要求

《职业病防治法》第十六条："国家建立职业病危害项目申报制度。用人单位工作场所存在职业病目录所列职业病的危害因素的，应当及时、如实向所在地安全生产监督管理部门申报危害项目，接受监督。"违反规定者，可被处以五万元以上十万元以下的罚款。

4.9.2 实施要点

用人单位应按照《职业病危害项目申报办法》（国家安全生产监督管理总局令第48号）的要求进行职业病危害项目的申报。申报时要遵循两项原则：一是及时，即按申报时限主动申报；二是如实，即实事求是进行申报。

4.9.2.1 职业病危害因素的确定

用人单位可通过查阅仪器设备说明书、化学品安全技术说明书（MSDS）、职业病危害控制效果评价报告、工作场所职业病危害因素检测报告等识别出工作场所存在的职业病危害种类及程度。申报的职业病危害因素范围按照卫生部发布的《职业病危害因素分类目录》确定。

4.9.2.2 申报受理机构

职业病危害项目申报工作实行属地分级管理的原则。

中央企业、省属企业及其所属用人单位的职业病危害项目，向其所在地设区的市级职业卫生监督管理部门申报；其他用人单位的职业病危害项目，向其所在地县级职业卫生监督管理部门申报。

4.9.2.3 申报时限

（1）进行新建、改建、扩建、技术改造或者技术引进建设项目的，自建设项目竣工验收之日起 30 日内进行申报。

（2）因技术、工艺、设备或者材料等发生变化导致原申报的职业病危害因素及其相关内容发生重大变化的，自发生变化之日起 15 日内进行申报。

（3）用人单位工作场所、名称、法定代表人或者主要负责人发生变化的，自发生变化之日起 15 日内进行申报。

（4）经过职业病危害因素检测、评价，发现原申报内容发生变化的，自收到有关检测、评价结果之日起 15 日内进行申报。

4.9.2.4　申报方式

职业病危害项目申报同时采取电子数据和纸质文本两种方式。

国家建立了统一的“职业病危害项目申报系统”——“作业场所职业病危害申报与备案管理系统”（http：//211.100.47.109/zywsmain/）（图 4－3），用人单位应当首先通过该系统进行在线申报。

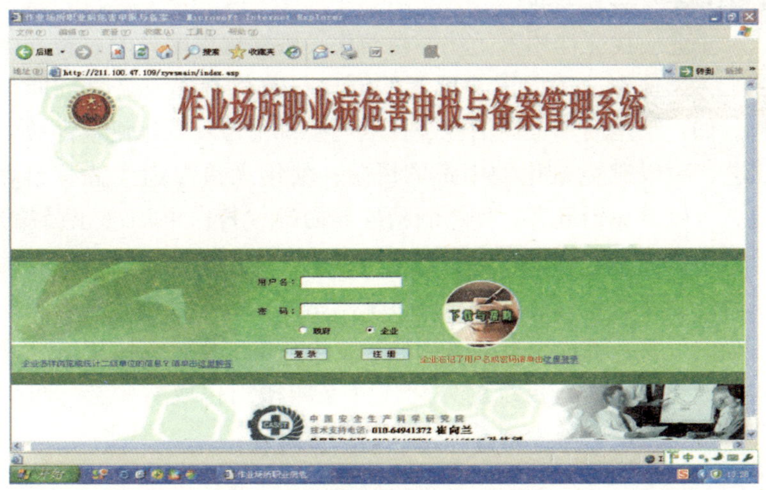

图 4－3　作业场所职业病危害申报与备案管理系统页面

用人单位完成电子数据申报后，同时将“职业病危害项目申报表”加盖公章并由本单位主要负责人签字后，连同单位的基本情况、工作场所职业病危害因素种类、分布情况以及接触人数等资料一并上报所在地职业卫生监督管理部门，纸质资料应注意备份留存。

4.9.2.5 申报回执

职业卫生监管部门在收到用人单位报送的纸质“职业病危害项目申报表”后，5个工作日内会为用人单位开具“职业病危害项目申报回执”，“申报回执”要注意留存。

4.10 新技术、新工艺和新材料的采用

4.10.1 法律要求

《职业病防治法》第二十四条：“用人单位应当优先采用有利于防治职业病和保护劳动者健康的新技术、新工艺、新设备、新材料，逐步替代职业病危害严重的技术、工艺、设备、材料。”

4.10.2 实施要点

企业应优先选用密闭化、自动化、机械化程度高的设备和生产工艺，优先选用无毒或低毒的原材料替代有毒或高毒的原材料。如：采用丙尔金清洁镀金技术代替氰化钾及氰化亚金钾镀金工艺，可以避免氰化物中毒的风险；使用无铅焊锡代替有铅焊锡，可以避免铅危害；使用酒精或异丙醇代替白电油（正己烷）擦拭手机屏幕，可以避免白电油所致的群体性慢性正己烷中毒的风险；宝石行业打磨、抛光岗位采用密闭化吸尘设施，可以减少粉尘的危害；蓄电池行业采用硅盐复合液电解质进行内化成（又叫电池化成）替代传统的外化成（又叫槽列化成）工艺，可以降低劳动强度，减少酸雾产生和铅尘污染等。

4.11 国家明令禁止的设备和材料管理

4.11.1 法律要求

《职业病防治法》第三十一条："任何单位和个人不得生产、经营、进口和使用国家明令禁止使用的可能产生职业病危害的设备或者材料。"违反规定者，可处五万元以上三十万元以下的罚款。

4.11.2 国家明令禁止的设备和工艺有哪些？

目前国家明令禁止的可能产生职业病危害的设备或者材料主要在蓄电池行业。根据2012年7月1日起实施的《铅酸蓄电池行业准入条件》（国家工业和信息化部、环境保护部公告2012年第18号），对一些可能产生职业病危害的设备或者工艺已明令禁止：

（1）禁止采用开放式熔铅锅和手工铸板工艺。

（2）铅粉制造工序禁止使用开口式铅粉机和人工输粉工艺。

（3）和膏工序（包括加料）禁止使用开口式和膏机。

（4）涂板及极板传送工序禁止采用手工涂板工艺。生产管式极板禁止采用手工操作干式灌粉工艺。

（5）分板刷板（耳）工序禁止采用手工操作工艺。

（6）供酸工序禁止采用人工配酸和灌酸工艺。

（7）化成工序禁止采用手工焊接外化成工艺。

4.11.3 国家明令淘汰的生产工艺

国家产业政策明令淘汰的项目，部分涉及可能产生职业病危害的设备或者材料。因此，用人单位应注意遵守国家的产业政策，否则，在项目立项审批或运行过程中可能会受到限制甚至是处罚。用人单位可以通过查询国家发展和改革委员会公布的年度《产业结构调整指导目录》，了解国家的最新产业政策。

2013年2月国家发展和改革委员会公布的《产业结构调整

指导目录（2011年本）》修正版（国家发展和改革委员会令第21号），列出了国家产业政策明令淘汰的项目，如下列可能产生职业病危害的生产工艺和产品已被淘汰或按标定年限淘汰：

（1）四氯化碳（CTC）以及所有使用四氯化碳为加工助剂的产品的生产工艺装置（根据国家履行国际公约总体计划要求淘汰）。

（2）含苯类溶剂型油墨生产。

（3）以氯氟烃（CFCs）为制冷剂和发泡剂的冰箱、冰柜、汽车空调器、工业商业用冷藏、制冷设备生产线。

（4）以氯氟烃（CFCs）为发泡剂的聚氨酯、聚乙烯、聚苯乙烯泡沫塑料生产。

（5）以四氯化碳（CTC）为清洗剂的生产工艺。

（6）以三氟三氯乙烷（CFC-113）和1，1，1－三氯乙烷（甲基氯仿）为清洗剂和溶剂的生产工艺。

（7）含有毒有害氰化物电镀工艺（氰化金钾电镀金及氰化亚金钾镀金）（2014年淘汰）。

（8）含苯类、苯酚、苯甲醛和二（三）氯甲烷的脱漆剂，多氯联苯（变压器油），六六六、毒鼠强等高毒农药产品等。

4.12 原材料物质安全资料管理

4.12.1 法律要求

《职业病防治法》第三十条："向用人单位提供可能产生职业病危害的化学品、放射性同位素和含有放射性物质的材料的，应当提供中文说明书。说明书应当载明产品特性、主要成份、存在的有害因素、可能产生的危害后果、安全使用注意事项、职业病防护以及应急救治措施等内容。产品包装应当有醒目的警示标识和中文警示说明。贮存上述材料的场所应当在规定的部位设置危险物品标识或者放射性警示标识。"违反以上规定，可处五万

元以上二十万元以下的罚款。

《职业病防治法》第三十三条："用人单位对采用的技术、工艺、设备、材料，应当知悉其产生的职业病危害，对有职业病危害的技术、工艺、设备、材料隐瞒其危害而采用的，对所造成的职业病危害后果承担责任。"凡隐瞒技术、工艺、设备、材料所产生的职业病危害而采用的，可处五万元以上三十万元以下的罚款，情节严重的，责令停止产生职业病危害的作业，或者提请有关人民政府按照国务院规定的权限责令关闭。

4.12.2 实施要点

4.12.2.1 化学品安全技术说明书（MSDS）

向用人单位提供可能产生职业病危害的化学品的，应当根据《化学品安全技术说明书编写规定》（GB 16483—2000）编写MSDS。MSDS的内容基本上符合了《职业病防治法》对中文说明书的要求，具体包括：

（1）化学品及企业标识。主要标明化学品名称、生产企业名称、地址、邮编、电话、应急电话、传真和电子邮件地址等信息。

（2）成分/组成信息。标明该化学品是纯化学品还是混合物。若为纯化学品，应给出其化学品名称或商品名和通用名；若为混合物，应给出危害性组分的浓度或浓度范围。无论是纯化学品还是混合物，如果其中包含有害性组分，则应给出化学文摘索引登记号（CAS号）。

（3）危险性概述。简要概述本化学品最重要的危害和效应，主要包括危害类别、侵入途径、健康危害、环境危害、燃爆危险等信息。

（4）急救措施。指作业人员意外受到伤害时，所需采取的现场自救或互救的简要处理方法，包括眼睛接触、皮肤接触、吸入、食入的急救措施。

(5) 接触控制/个体防护。在生产、操作处置、搬运和使用化学品的作业过程中，为保护作业人员免受化学品危害而采取的防护方法和手段，包括最高容许浓度、工程控制、呼吸系统防护、眼睛防护、身体防护、手防护、其他防护要求。

(6) 理化特性。主要描述化学品的外观及理化性质等方面的信息，包括外观与性状、pH 值、沸点、熔点、相对密度 (水 =1)、相对蒸气密度 (空气 =1)、饱和蒸气压、燃烧热、临界温度、临界压力、辛醇/水分配系数、闪点、引燃温度、爆炸极限、溶解性、主要用途和其他一些特殊理化性质。

(7) 稳定性和反应性。主要叙述化学品的稳定性和反应活性方面的信息，包括稳定性、禁配物、应避免接触的条件、聚合危害、分解产物。

(8) 毒理学资料。提供化学品的毒理学信息，包括不同接触方式的急性毒性 (LD_{50}、LC_{50})、刺激性、致敏性、亚急性和慢性毒性，致突变性、致畸性、致癌性等。

4.12.2.2 放射性同位素和含有放射性物质的中文说明书

放射性同位素和含有放射性物质的中文说明书应当载明产品特性、存在的有害因素、可能产生的危害后果、安全使用注意事项、放射病防护以及应急救治措施等内容。还应对下列内容进行说明：

(1) 该物质活材料的安装、使用和维修。

(2) 所包含的放射性核素及其在规定时间的活度。

(3) 正常使用过程和服务、修理期间的辐射剂量率。

(4) 推荐的处置方法以及售后服务等。

4.12.2.3 放射性物质材料豁免管理

根据《电离辐射防护与辐射源安全基本标准》(GB 18871—2002) 规定，符合规定的豁免要求或豁免水平，并经审管部门确

认和同意，则该源或利用源的实践可以被豁免。

豁免的一般准则是，该放射源具有固有的安全性，对个人或群体造成的辐射危险足够低，而没有必要进行管理或不值得进行管理。

常见的豁免源与豁免水平有：显像用阴极射线管、工业示踪、实验室或医学应用小的密封点源校准仪器等。

4.12.2.4　产品包装警示标识和中文警示说明

产品的包装警示标识和中文警示说明是法律对生产者规定的一项产品标识义务。《中华人民共和国产品质量法》第二十七条第五项规定："可能危及人身、财产安全的产品，应当有警示标志或者中文警示说明。"警示标识和警示说明有提示、告诫防止不安全因素的作用，生产者应当在产品包装的显著位置予以标注，标注应当醒目，能够引起人们的注意。

警示标识是一种按照国家标准或者社会公认的图案、标志组成的统一标识，具有特定的含义，以告诫、提示人们对某些不安全因素高度注意和警惕。目前对有毒、易燃、易爆、易碎、放射、需要防潮、不准倒置等产品，均有相应的专门警示标识，如有毒化学品的"骷髅头"、放射性物质的"三页风扇"、易碎商品包装上的"玻璃杯"以及油漆包装上"燃烧的火焰"等。

中文警示说明是指用警示语来告诫、提示人们对某些不安全因素高度注意和警惕。如在有毒黏合剂产品包装上注明"本品有毒，应在通风良好的条件下使用，使用人员应注意戴防毒口罩"等。对应当标注警示标识或警示说明而未标注的产品，为有缺陷的产品，因此造成他人人身、财产损害的，生产者应当依法承担赔偿责任。包装设计可参照图4－4至图4－8。

<table>
<tr><td>深圳市××
科技公司</td><td>清洗剂</td><td>有毒有害
注意防护</td></tr>
<tr><td>型号：RST358
容量：25 kg
生产日期：
2013－10－10</td><td colspan="2">警　示
1. 本品含有三氯乙烯，必须在良好的隔离、通风条件下使用，接触者应注意使用个人防护用品。
2. 三氯乙烯可致严重过敏反应，高浓度吸入可引起麻醉样急性中毒。
3. 一旦出现高烧、全身药疹样皮炎等异常表现，应立即脱离岗位，及时诊治，并向职业卫生监管部门报告。</td></tr>
<tr><td>地址：深圳市××工业区</td><td>电话：0755－12345678</td><td>售后服务：0755－12345678</td></tr>
</table>

图 4－4　三氯乙烯包装设计图

<table>
<tr><td>深圳市××
科技公司</td><td>白电油</td><td>有毒有害
注意防护</td></tr>
<tr><td>型号：ZJW358
容量：25 kg
生产日期：
2013－10－10</td><td colspan="2">警　示
1. 本品含有正己烷，必须在良好的通风条件下使用，避免在空调环境下使用，接触者应注意使用防毒口罩、防护橡胶手套等个人防护用品。
2. 高浓度吸入正己烷后，可出现头痛、恶心、眼及咽刺激、麻醉，慢性中毒可引起肢体远端麻木、疼痛。
3. 接触者若出现手脚麻木、两腿酸软无力，应立即脱离岗位，及时治疗，并向职业卫生监管部门报告。</td></tr>
<tr><td>地址：深圳市××工业区</td><td>电话：0755－12345678</td><td>售后服务：0755－12345678</td></tr>
</table>

图 4－5　正己烷包装设计图

<table>
<tr><td>深圳市××
科技公司</td><td>黏合剂</td><td>有毒有害
注意防护</td></tr>
<tr><td>型号：LYW358
容量：25 kg
生产日期：
2013－10－10</td><td colspan="2">警　示
1. 本品含有二氯乙烷，必须在良好的通风条件下使用，作业工人应配给防毒口罩（面具）、防护橡胶手套（指套）。
2. 过量吸入二氯乙烷可引起头痛、头晕、乏力、兴奋、烦躁不安，严重者可突然引发脑水肿，出现剧烈头痛、频繁呕吐、抽搐及昏迷等。
3. 接触者若有头痛、恶心、呕吐、抽搐等“脑病”表现，应立即脱离岗位，及时治疗，并向职业卫生监管部门报告。</td></tr>
<tr><td>地址：深圳市××工业区</td><td colspan="2">电话：0755－12345678　　售后服务：0755－12345678</td></tr>
</table>

图4－6　二氯乙烷包装设计图

<table>
<tr><td>深圳市××
科技公司</td><td>天那水</td><td>有毒有害
注意防护</td></tr>
<tr><td>型号：BEN358
容量：25 kg
生产日期：
2013－10－10</td><td colspan="2">警　示
1. 本品含有苯、甲苯，必须在良好的通风条件下使用，接触者应注意使用防毒口罩（面具）、防护橡胶手套（指套）。
2. 苯主要损害造血系统。短期大量接触可引起头痛、头晕、恶心、呕吐、嗜睡、步态不稳，重者发生抽搐、昏迷，长期过量接触可引起白细胞减少、再生障碍性贫血、白血病。
3. 接触者若出现上述症状，应立即脱离岗位，及时治疗，并向职业卫生监管部门报告。</td></tr>
<tr><td>地址：深圳市××工业区</td><td colspan="2">电话：0755－12345678　　售后服务：0755－12345678</td></tr>
</table>

图4－7　苯类包装设计图

<table>
<tr><td>深圳市××
科技公司</td><td>哥罗芳</td><td>有毒有害
注意防护</td></tr>
<tr><td>型号：RST358
容量：25 kg
生产日期：
2013－10－10</td><td colspan="2">警　示
1. 本品含有三氯甲烷，必须在良好的隔离、通风条件下使用，接触者应注意使用防毒口罩（面具）、防护橡胶手套（指套）。
2. 急性高浓度吸入三氯甲烷可引起中枢神经的麻醉、呼吸中枢和血管运动中枢及心脏的抑制。严重中毒者可发生呼吸麻痹、心力衰竭，引起肝、肾损害。长期接触，可出现肝脏损害。
3. 接触者若有恶心、呕吐、黄疸等异常表现，应立即脱离岗位及时治疗，并向职业卫生监管部门报告。</td></tr>
<tr><td>地址：深圳市××工业区</td><td colspan="2">电话：0755－12345678　　售后服务：0755－12345678</td></tr>
</table>

图4－8　三氯甲烷包装设计图

4.12.2.5　索取化学品安全技术说明书（MSDS）

用人单位在购置原辅材料时，应向供应商索取符合要求的MSDS，MSDS要载明原辅材料的有毒有害成分，可能产生的危害后果、安全使用注意事项、职业病防护以及应急救治措施等内容。如果成分不明或对供应商提供的MSDS有异议，可以送样到职业卫生技术服务机构进行成分分析。在使用化学品之前，一定要先明确其有毒有害成分。用人单位可以通过合同形式要求供应商提供符合要求的MSDS，并为隐瞒其有毒有害成分所导致的后果承担相应的责任。

案例2　使用成分不明有毒胶水致多人中毒性脑病

2012年春节前后，广州市白云区和荔湾区多家箱包皮具制鞋企业相继出现“中毒性脑病”的病人，患者出现头痛、呕吐、全身肌肉抽搐、语言障碍甚至昏迷等症状。先后有39人入院救治，其中26例被确诊为职业性急性1，2－二氯乙烷中毒（其中重度中毒25名，轻度中毒1名），3人死亡。当地公安部门共抓获违法嫌疑人37人，其中刑事拘留15人（工厂负责人3名，胶水供应商工作人员8名，胶水制造商4人）、行政拘留18人（工厂负责人4人，胶水供应商工作人员8人，其他人员6人，有4人行政拘留转刑事拘留）。

据悉，发生这起事件的原因主要是一些小作坊在生产过程中使用“三无”劣质胶水（无合格的生产厂家、产品包装无安全标签、无合格中文说明书），再加上气候寒冷，车间门窗关闭，工人在通风不良和无个人防护措施的环境下使用成分和毒性不明的胶水，最终酿成事故。

经检测，导致此次中毒事故的胶水含有高毒性的1，2－二氯乙烷化学成分。目前，1，2－二氯乙烷主要用作化学合成原料、工业溶剂和胶黏剂，被广泛应用于塑料玩具和电子元器件的黏合。在生产条件下，1，2－二氯乙烷主要经呼吸道进入人体，引起中毒性脑病。

特别提示：贸然使用成分不明的化学品非常危险。用人单位在使用化学品之前，必须了解其化学成分和职业病危害特性。可向供应商索取《化学品安全技术说明书》（MSDS）；对于成分不明或有可疑的，可以送样到职业卫生技术服务机构进行分析，并有针对性地采取相应的防护措施。

心存侥幸将会付出惨痛代价，千万不可麻痹大意。

4.13 职业病危害作业转嫁管理

4.13.1 法律要求

《职业病防治法》第三十二条：“任何单位和个人不得将产

生职业病危害的作业转移给不具备职业病防护条件的单位和个人。不具备职业病防护条件的单位和个人不得接受产生职业病危害的作业。”违反规定者，可被处五万元以上三十万元以下的罚款；情节严重的，责令停止产生职业病危害的作业，或者提请有关人民政府按照国务院规定的权限责令关闭。

4.13.2 实施要点

用人单位如需将产生职业病危害的作业外包给其他单位或个人，应告知承包者外包作业所存在的职业病危害以及相关防护条件，如配置通风、除尘、消声、防暑、隔离等防护设施，或配备符合要求的个人防护用品，并要求承包者承诺采取措施达到这些防护条件。告知和承诺均应在外包协议上予以载明。如承包者达不到上述防护条件，用人单位不能将具有职业病危害的作业外包。（参考范本22）

参考范本22 职业病危害作业外包合同

甲方：××有限公司　　　　联系电话：×××××××××

乙方：××有限公司　　　　联系电话：×××××××××

甲乙双方本着友好合作、平等互惠的原则，就喷油作业外包事宜达成如下协议：

1. 甲方根据公司业务的需要，将喷油作业外包给乙方。

2. 甲方告知乙方外包作业所存在的职业病危害（主要是苯、甲苯、二甲苯）以及相关防护条件（包括喷油岗位设置有效的通风排毒设施、操作人员佩戴活性炭防毒口罩、喷油场所与生活场所分开等）。

3. 乙方确认已具备喷油作业的防护条件，可以承接甲方拟外包的喷油作业。

4. 乙方承诺按照《职业病防治法》等法律法规的要求，履

行职业卫生相关的责任和义务。

5. 乙方对所承接的外包作业（喷油）职业病防治工作负完全责任，如发生职业病事故与甲方无关。

6. 本协议一式两份，甲方乙方各持一份，协议经双方签字及盖章后生效。

有效期自×年×月×日至×年×月×日止。

甲方代表签字：×××
（公章）：
×年×月×日

乙方代表签字：×××
（公章）：
×年×月×日

4.14 劳务派遣用工的管理

4.14.1 法律要求

《职业病防治法》第八十八条第二款："劳务派遣用工单位应当履行本法规定的用人单位的义务。"

4.14.2 实施要点

劳务派遣是指由劳务派遣机构与派遣劳工订立劳动合同，由实际用工单位向派遣劳工给付劳务报酬，劳动合同关系存在于劳务派遣机构与派遣劳工之间，但劳动力给付的事实则发生于派遣劳工与实际用工单位之间。"有关系没劳动，有劳动没关系"是劳务派遣的一种特殊形式。

用工单位须为劳务派遣员工创造符合国家职业卫生标准和卫生要求的工作环境和条件，并给劳务派遣单位支付劳务工的职业健康检查等费用。劳务派遣单位应建立派遣员工的管理档案，包括劳动合同、职业健康监护和培训等资料。

4.14.2.1 劳务派遣人员患上职业病的责任认定

《劳动合同法》第六十二条规定了用工单位的义务，包括"执行国家劳动标准，提供相应的劳动条件和劳动保护"，该法

第九十二条规定，“给被派遣劳动者造成损害的，劳务派遣单位与用工单位承担连带赔偿责任”。即劳务派遣单位与用工单位任何一方都有义务承担、赔偿被派遣人的损失（如医疗费用等）。

此外，由于用工单位是职业病防治的责任主体，劳务派遣人员患上职业病，第一责任人应该是用工单位，职业卫生监管部门可以针对用工单位存在的违反《职业病防治法》的行为，给予行政处罚。此外，订立劳动合同关系的劳务派遣机构如果存在未按照规定安排职业病病人、疑似职业病病人进行诊治等违法行为，也需要承担相应的法律责任。

4.14.2.2　劳务派遣人员应由哪个单位申请职业病诊断?

劳务派遣人员怀疑患上职业病，应由派遣单位还是用工单位申请职业病诊断?由于职业病属于工伤认定的范围，职工被诊断为职业病并被认定为工伤，就可以享受工伤医疗待遇。国务院《工伤保险条例》第十八条规定：“提出工伤认定申请应当提交下列材料：（一）工伤认定申请表；（二）与用人单位存在劳动关系（包括事实劳动关系）的证明材料；（三）医疗诊断证明或者职业病诊断证明书（或者职业病诊断鉴定书）。”

为了方便劳务派遣人员进行工伤认定并落实工伤待遇，劳务派遣人员应由订立劳动合同关系的劳务派遣机构提请职业病诊断，如诊断为职业病，则由劳务派遣机构向所在地的社会保险行政管理部门申请工伤认定。但是，派遣单位与用工单位可以参照《工伤保险条例》第四十三条第三款“职工被借调期间受到工伤事故伤害的，由原用人单位承担工伤保险责任，但原用人单位与借调单位可以约定补偿办法”。在订立劳务派遣合同时应预先约定双方在派遣工工伤时的补偿办法。如在合同条款中明确“甲方（劳务派遣单位）承担对员工的用人单位义务，乙方（用工单位）承担对员工的连带责任义务；员工因工作遭受事故伤害或患职业病，甲乙双方均有责任及时救治、保障员工依法享受各项工

伤保险及相关待遇的连带义务。甲方应按规定为员工按时足额申报缴纳社会保险费，其中员工应缴纳的社会保险费由甲方代扣代缴；甲方应为员工申请工伤认定和劳动能力鉴定”等。

5
工作场所管理

工作场所职业卫生管理是投产后预防职业病危害的重要环节，涉及工艺布局、警示标识、职业病危害因素检测、评价和告知等内容。用人单位要按照“管生产必须管安全”的原则，在抓生产的同时，抓好工作场所职业卫生管理工作。

5.1 工作场所职业病危害因素的浓度或强度达标

5.1.1 法律要求

《职业病防治法》第十五条第（一）项规定：产生职业病危害因素的用人单位作业场所“职业病危害因素的强度或者浓度应当符合国家职业卫生标准”。第二十七条第四款：“发现工作场所职业病危害因素不符合国家职业卫生标准和卫生要求时，用人单位应当立即采取相应治理措施，仍然达不到国家职业卫生标准和卫生要求的，必须停止存在职业病危害因素的作业；职业病危害因素经治理后，符合国家职业卫生标准和卫生要求的，方可重新作业。”违反以上规定的，可被处五万元以上二十万元以下的罚款；情节严重的，责令停止产生职业危害的作业，或者提请有关人民政府按照国务院规定的权限责令关闭。

5.1.2 实施要点

国家职业卫生标准是评价工作场所职业卫生状况和对劳动者

健康影响的重要依据。用人单位应该为员工创造一个安全卫生的工作环境，保持工作场所职业病危害因素的浓度或强度符合国家职业卫生标准，应制定好监测计划，委托具有资质的职业卫生技术服务机构进行监测（每年不少于1次）。如发现作业场所职业病危害因素的强度或者浓度超过国家职业卫生标准，应立即采取整改措施，及时消除危害隐患；否则，很可能会酿成事故。

案例3 工作场所苯浓度超标致3名员工职业性慢性重度苯中毒

2006年4月10日，深圳某印刷纸品有限公司一名过油岗位员工因皮下出血病症到深圳市第二人民医院血液病科住院治疗，临床诊断为重型再生障碍性贫血，考虑可能与工作环境有关。同年5月20日，该公司又有2名过油岗位员工在职业健康检查中发现白细胞及血小板严重偏低。1个月后，3名患者被送至广东省职业病防治院治疗。

经调查，3名员工工龄分别为5年、10年、12年，均在该公司过磨车间从事过油磨光工作，工作中接触“302-D”天那水、磨光油、磨吸油等化学品。现场检查发现过油机出入口及磨光入口上方设有局部抽风排毒设施，但已不能正常运转。技术服务机构现场空气检测结果为：①过油机入口位，苯检测结果为2 589mg/m^3，超标257.9倍；②磨光机出口位，苯检测结果为2 607 mg/m^3，超标259.7倍；③302-D天那水含苯95.2%。

上述3名工人于2006年7月21日由广东省职业病防治院诊断为职业性慢性重度苯中毒（再生障碍性贫血）。

苯可导致机体白细胞减少、血小板减少，严重者会造成再生障碍性贫血，甚至是白血病等一系列血液系统损害疾病。该公司使用的302-D天那水含苯量极高，过磨车间过油、磨光作业岗位局部抽风排毒设施不能正常运转，导致工作场所空气中苯含量严重超过国家职业卫生标准，同时公司未向工人提供符合职业卫生要求的个人防护用品，结果导致3名员工职业性慢性重度苯中毒。

特别提示：职业病防治不可麻痹大意，职业病防护设施应经常检修，保持正常运转，按照规定对职业病危害因素应实施专人负责监测，确保车间职业病危害因素浓度符合国家职业卫生标准，同时做好个人防护，在生产工艺允许的情况下，不使用含苯的化学品，从源头上消除苯中毒隐患。

5.2 有害和无害作业分开

5.2.1 法律要求

《职业病防治法》第十五条第（三）项规定：产生职业病危害的工作场所应“生产布局合理，符合有害与无害作业分开的原则”。违反此规定者，可被处五千元以上两万元以下的罚款。

5.2.2 实施要点

有害与无害作业分开的目的是使劳动者尽可能减少接触职业病危害因素，确保从事无害作业的劳动者避免接触职业病危害因素；同时还可以缩小有害作业的范围，减少职业病防护设施的配备量。既能保障劳动者身体健康，又能降低生产成本。

用人单位应按照《工业企业设计卫生标准》（GBZ 1—2010）的要求，对工作场所进行合理布局。应将车间按有无危害、危害的类型及其危害浓度（强度）分开。逸散不同有毒物质的生产过程布置在同一建筑物内时，毒性大的作业与毒性小的作业应隔开，无毒的作业和有毒的作业应隔开。粉尘、毒物的发生源如布置在多层建筑物内时，逸散有害气体的生产过程应布置在建筑物的上层。对于逸散粉尘的生产过程，应对产尘设备采取密闭措施，设置适宜的局部排风除尘设施对尘源进行控制。对产生粉尘、毒物的生产过程和设备（含露天作业的工艺设备），应优先采用机械化和自动化，避免直接人工操作。为防止物料跑、冒、滴、漏，其设备和管道应采取有效的密闭措施，密闭形式应根据工艺流程、设备特点、生产工艺、安全要求及便于操作、维修等因素确定，并应结合生产工艺采取通风和净化措施。对移动的扬尘和逸散毒物的作业，应与主体工程同时设计移动式轻便防尘和排毒设备。

5.3 工作场所与生活场所分开

5.3.1 法规要求

《工作场所职业卫生管理规定》（国家安全生产监督管理总局令第47号）第十二条 第（二）项规定：产生职业病危害的用人单位的工作场所应当与生活场所分开，工作场所不得住人。违反此项规定者，给予警告，责令限期改正，可以并处五千元以上两万元以下的罚款。

5.3.2 实施要点

一些小型或微型企业，常将生产场所和生活场所布置在一起，生产场所中的有毒有害因素会影响到生活场所，员工长时间接触，容易造成健康损害。

工作场所与生活场所应保持足够的卫生防护距离。卫生防护距离是从产生职业性有害因素的生产单元（生产区、车间或工段）的边界至居住区边界的最小距离。即在正常生产条件下，无组织排放的有害气体（大气污染物）自生产单元边界到居住区的范围内，能够满足国家居住区容许浓度限值相关标准规定的所需的最小距离。国家先后颁布了不同类型工业企业的卫生防护距离，如根据不同生产规模和年平均风速，铅蓄电池厂的卫生防护距离为300～800 m，油漆厂为500～700 m，塑料厂为100 m。总之，生活场所应以职业病危害因素的浓度或强度符合国家居住区容许限值为原则，用人单位可参照国家颁布的卫生防护距离标准，将工作场所与生活场所分开，确保员工在生活场所区域不受有毒有害因素的危害。

5.4 工作场所报警装置的设置

5.4.1 法律要求

《职业病防治法》第二十六条第一款规定，“对可能发生急性损伤的有毒、有害工作场所，用人单位应当设置报警装置”。违反上述规定者，可被警告、责令限期改正，逾期不改正的，可被处五万元以上二十万元以下的罚款。

5.4.2 实施要点

可能发生急性职业损伤的有毒、有害工作场所，是指可能发生毒物、强腐蚀物质、刺激性物质泄漏等对劳动者生命健康造成急性危害的工作场所。例如使用盐酸、硫酸、硝酸和氢氧化钠等强酸强碱，氯气、氮氧化物、氨等刺激性气体和一氧化碳、氰化物等窒息性气体的工作场所。

用人单位应按照《工作场所有毒气体检测报警装置设置规范》（GBZ/T 233）要求，落实工作场所有毒气体检测报警装置的设置、使用和管理工作。可能释放高毒、剧毒气体的作业场所，或可能大量释放、容易聚集其他有毒气体的工作场所应设置检测报警点。检测报警点应设在可能释放有毒气体的释放点附近，如输送泵、压缩机、阀门、法兰、加料口、采样口、储运设备的排水口、有毒液体装卸口或可能溢出口、有毒气体填充口以及有毒物质设备易损害部位等处。另外，与有毒气体释放源场所相关联并有人员活动的沟道、排污口以及易聚集有毒气体的死角、坑道等也宜设置检测报警点。“室内”检测报警点应设在与有毒气体释放点距离 1 m 以内；若有毒气体的密度大于空气密度，检测报警点的位置应低于释放点；反之，应高于释放点。“室外”检测报警点应设在与有毒气体释放点距离 2 m 以内，检测报警点一般设在常年主导风向下风向的位置。

 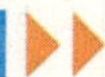

用人单位应根据工艺要求合理配置有毒气体检测报警仪（包括固定式、移动式或便携式检测报警仪）；应遵循安全、科学、可行的原则设定报警值（包括预报、警报、高报），确保现场员工能及时响应，采取应急救援措施，消除异常情况，保证人身安全。报警装置应按生产厂家的规定时间和程序定期进行标定，并安排专人进行定期检查和维护，保证报警装置能够正常运转。

密闭空间有毒气体检测报警点的确定参照《密闭空间有害气体直读式仪器检测规范》（GBZ/T 205）的规定执行。

5.5 工作场所现场急救用品的配置

5.5.1 法律要求

《职业病防治法》第二十六条第一款规定：对可能发生急性职业损伤的有毒、有害工作场所，用人单位应当配置现场急救用品。违反上述规定者，可被警告、责令限期改正，逾期不改正的，可被处五万元以上二十万元以下的罚款。

5.5.2 实施要点

现场急救用品包括急救特效药品和发生事故时急救人员所用的个人职业病防护用品，如携气式呼吸器、全封闭式化学防护服、防护手套、防护鞋靴等，以及对被救者施救所需的急救用品，如做人工呼吸所需的单向阀防护口罩、现场止血用品、防暑降温用品、给氧器，有特殊需求的可配备急救车、防护小药箱等。急救用品应存放在车间内或临近车间的地方，一旦发生事故，应保证在10秒内能够获取。急救用品存放地的醒目位置应有警示标识，以确保劳动者知晓；应使劳动者掌握如何使用急救用品。现场急救用品应安全有效，并应建立相应管理制度，责任到位，有人负责，每日巡检，及时维修或更新，保证现场急救用品的安全有效性。

5.5.2.1 急救箱配置参考清单

用人单位可参考《工业企业设计卫生标准》（GBZ 1—2010），

根据工业企业规模、职业病危害性质、接触人数等实际需要确定急救箱的配置（表5－1），急救箱配置的药品应与现场易致中毒物质相匹配。

表5－1　急救箱配置参考清单

药品名称	储存数量	用　途	保质（使用）期限
医用酒精	1 瓶	消毒伤口	
新洁而灭酊	1 瓶	消毒伤口	
过氧化氢溶液	1 瓶	清洗伤口	
0.9%的生理盐水	1 瓶	清洗伤口	
2%碳酸氢钠	1 瓶	处置酸灼伤	
2%醋酸或3%硼酸	1 瓶	处置碱灼伤	
解毒药品	按实际需要	职业中毒处置	有效期内
脱脂棉花、棉签	2 包、5 包	清洗伤口	
脱脂棉签	5 包	清洗伤口	
中号胶布	2 卷	粘贴绷带	
绷带	2 卷	包扎伤口	
剪刀	1 个	急救	
镊子	1 个	急救	
医用手套、口罩	按实际需要	防止施救者被感染	
烫伤软膏	2 支	消肿/烫伤	
保鲜纸	2 包	包裹烧伤、烫伤部位	
创可贴	8 个	止血护创	
伤湿止痛膏	2 个	用于淤伤、扭伤	
冰袋	1 个	用于淤伤、肌肉拉伤或关节扭伤	
止血带	2 个	止血	

续上表

药品名称	储存数量	用　途	保质（使用）期限
三角巾	2 包	用于受伤的上肢、固定敷料或骨折处等	
高分子急救夹板	1 个	骨折处理	
眼药膏	2 支	处理眼睛	有效期内
洗眼液	2 支	处理眼睛	有效期内
防暑降温药品	5 盒	夏季防暑降温	有效期内
体温计	2 支	测体温	
急救、呼吸气囊	1 个	人工呼吸	
雾化吸入器	1 个	应急处置	
急救毯	1 个	急救	
手电筒	2 个	急救	
急救使用说明	1 个		

资料来源：《工业企业设计卫生标准》附录 A 表 A.4。

5.5.2.2 常用的特效解毒剂

应用解毒药物是治疗急性中毒的重要措施。解毒剂的作用包括阻止毒物吸收，促进毒物排泄，降低毒物毒性和对抗毒物的毒理效应。解毒药物分为一般解毒剂和特效解毒剂。前者为非特异性解毒剂，如牛奶、蛋清、活性炭、氧化镁、鞣酸等，几乎可用于各种中毒，但解毒效果差；后者为特异性拮抗解毒剂，解毒效果很好，但专一性很强，仅适用于某种毒物中毒。用人单位可根据实际需要，配备一些常用的特效解毒剂。

（1）金属解毒剂。

1）依地酸钙二钠钙（EDTA）。对铅中毒有特效，对锰、镉、锌、铜、钴中毒也有效。

2）促排灵。作用与 EDTA 相似，促排铅效果较好，但副作用较大。

3）二巯基丙磺酸钠。对砷、汞中毒有特效，也可用于铋、铅、铜、镍、钴、镉、锌等中毒。

4）二巯基丁二酸钠。对锑、铅、汞、砷中毒有特效，对其他重金属中毒也有效。

5）青霉胺。有促进排出铅、汞、铜、铬、镍、锌等作用。

6）巯乙胺。用于四乙基铅、铊中毒。

7）巯丙甘。用于有机汞中毒。

（2）高铁血红蛋白解毒剂（又称高铁血红蛋白还原剂）。

许多工业毒物（如苯胺、硝基苯、苯肼、多种染料等）能使血红蛋白的二价铁变为三价铁，而成为高铁血红蛋白。高铁血红蛋白无携氧能力，导致机体缺氧、紫绀。还原剂能使高铁血红蛋白还原成正常血红蛋白而恢复携氧能力。

1）亚甲蓝（美蓝）。使高铁血红蛋白还原成正常血红蛋白而恢复携氧能力。

2）甲苯胺蓝。作用同亚甲蓝，但起效快，效果更好。

3）维生素 C。具有解毒作用，但该药效果不如亚甲蓝迅速、彻底。临床上主要用于治疗轻度高铁血红蛋白患者或作为重度高铁血红蛋白的辅助用药。

（3）氰化物解毒剂。

氰化物含有 CN 基，在体内代谢过程中析出氰离子（CN^-），CN^-能抑制细胞色素氧化酶的活性，造成细胞内窒息而产生神经系统及全身各组织缺氧。其解毒药物有以下几种：

1）亚硝酸钠－硫代硫酸钠。

2）羟基钴维生素和氯钴维生素。

3）依地酸二钴。

4）胱胺酸。

（4）有机磷农药解毒剂。

有机磷农药进入体内后，与胆碱酯酶结合成磷酰化胆碱酯酶，使其失去分解乙酰胆碱的能力，导致乙酰胆碱在体内积蓄而产生中毒。解毒剂有抗胆碱能剂和胆碱酯酶复能剂。

1）抗胆碱能剂。主要有阿托品、山莨菪碱、东莨菪碱。

2）胆碱酯酶复能剂。包括氯磷定、解磷定、双复磷等。

（5）有机氟农药解毒剂。

目前常用的有机氟农药为氟乙酰胺和氟乙酸二钠两种，常用解毒剂有：

1）乙酰胺。用于氟乙酰胺中毒。

2）甘油乙酸酯。用于氟乙酸二钠中毒。

5.6 工作场所冲洗设备的配置

5.6.1 法律要求

《职业病防治法》第二十六条第一款规定：对可能发生急性职业损伤的有毒、有害工作场所，用人单位应当配置冲洗设备。违反上述规定者，可被警告、责令限期改正，逾期不改正的，可被处五万元以上二十万元以下的罚款。

5.6.2 实施要点

冲洗设备主要指洗眼器、盥洗设施（水龙头）以及冲淋设备。在可能发生皮肤黏膜或眼睛烧灼的腐蚀性、刺激性化学物质的工作场所（如酸、碱作业场所），应配备上述冲洗设备。现场冲洗设备应当设在可能发生急性职业损伤的工作场所或者临近地点，并在醒目位置设置清晰的标识。冲洗设备应使用方便，且不妨碍工作，保证在发生事故时，劳动者能在 10 秒内得到冲洗；冲洗用水应安全并保证是流动水。冲洗设备有专人负责，每日巡检，及时维护，保证能正常使用。

5.7 放射工作场所配置安全联锁与报警装置

5.7.1 法律要求

《职业病防治法》第二十六条第二款规定：用人单位必须对放射工作场所配置报警装置。如违反此项规定，可被处五万元以上三十万元以下罚款。

5.7.2 实施要点

安全联锁装置是工业安全领域控制危险源的一种技术措施，通过添加一种与设备开关相连的装置，使其能自动阻止接触危险源，自动排除危险状态。如放射室X射线门机联锁安全防护装置是工业探伤曝光室（或称放射室）常用的报警装置。其设计原理是：关上曝光室的铅门，才能启动X射线机的高压；启动X射线机高压时，要发出报警信号；如果此时有人开启曝光室铅门，误入曝光室，X射线机会自动切断高压，停止放射X射线。这样，可以避免工作人员误入或逗留而受到射线照射。

存在放射工作场所的用人单位，应当具有防止误操作、防止工作人员受到意外照射的安全措施。应当按照国家有关放射防护标准的要求，设置安全联锁和报警装置。可以根据实际情况选择声光报警或辐射剂量报警装置（包括个人剂量报警和场所剂量报警），通过亮灯或响铃等方式进行报警；报警装置必须是经过国家质量监督检验合格的正规产品。用人单位应建立相应的管理制度，指定责任人，定期检查，及时维护，保证所设的安全联锁和报警装置正常运转。

5.8 警示标识和中文警示说明的设置

5.8.1 法律要求

《职业病防治法》第二十五条第二款规定：“对产生严重职业病危害的作业岗位，应当在其醒目位置，设置警示标识和中文警

示说明。警示说明应当载明产生职业病危害的种类、后果、预防以及应急救治措施等内容。”违反上述规定者，可被处以五万元以上二十万元以下的罚款；情节严重的，责令停止产生职业病危害的作业，或者提请有关人民政府按照国务院规定的权限责令关闭。

5.8.2 实施要点

严重职业病危害因素包括：

（1）《高毒物品目录》（卫生部卫法监发〔2003〕第142号）所列化学因素。

（2）石棉纤维粉尘、含游离二氧化硅10%以上粉尘。

（3）放射性因素：核设施、辐照加工设备、加速器、放射治疗装置、工业探伤机、油田测井装置、甲级开放型放射性同位素工作场所和放射性物质贮存库等装置或场所。

（4）其他应列入严重职业病危害因素范围的。

用人单位应根据本单位产生职业病危害因素的危害情况，按照《工作场所职业病危害警示标识》（GBZ 158—2003）的规定，在有毒作业场所设置相应的警示标识和中文警示说明。

5.8.2.1 警示线的设置

警示线是界定和分隔危险区域的标识线，分为红色、黄色和绿色三种（图5－1）。按照需要，警示线可喷涂在地面或制成色

名称及图形符号	设置范围和地点
红色警示线	高毒物品作业场所、放射作业场所、紧邻事故危害源周边
黄色警示线	一般有毒物品作业场所、紧邻事故危害区域的周边
绿色警示线	事故现场救援区域的周边

图5－1 警示线设置

带设置。高毒物品作业场所（如苯、氨、苯胺、镉、铬、汞等），应设置红色警示线；一般有毒物品作业场所，应设置黄色警示线。警示线设在有毒作业场所外缘不少于30 cm处。

5.8.2.2 职业病危害告知卡

按照《高毒物品作业岗位职业病危害告知规范》(GBZ/T 203)的要求，高毒物品作业岗位（如苯、氨、苯胺、镉、铬、汞等），应设置“高毒物品作业岗位职业病危害告知卡”，其内容应包括高毒物品的名称、理化特性、健康危害、防护措施、应急处理与警示标识。国家规范要求的高毒物品作业岗位职业病危害告知卡共54种，如图5－2。

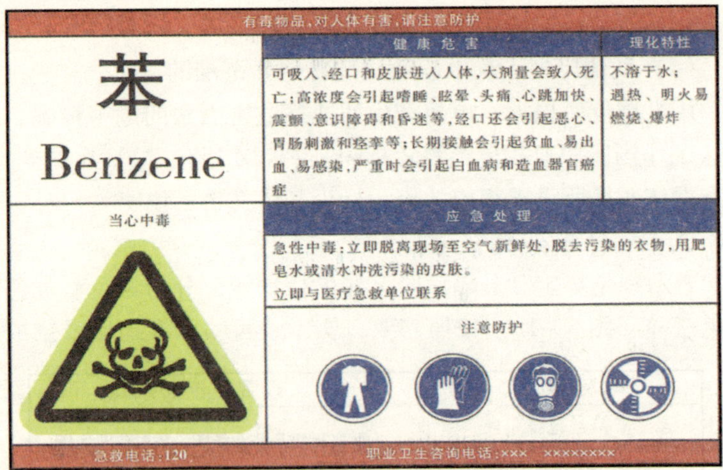

图5－2 苯作业岗位职业病危害告知卡

在实际工作中，用人单位还可以结合本单位职业病危害的实际，特别是针对引起职业病风险比较大的三氯乙烯、正己烷、二氯乙烷、三氯甲烷、粉尘、高温、噪声、电离辐射和密闭空间等危害因素设计告知卡，如图5－3至图5－11。

有毒气体，对人体有害，请注意防护

三氯乙烯
（俗称洗板水、三氯水、去污水）
Trichloroethylene

健康危害

1. 三氯乙烯有麻醉作用，短时间高浓度吸入可引起急性中毒。

2. 三氯乙烯可引起严重过敏反应，患者接触期多为2～4周，发病初期多有发高烧，继之出现全身性皮疹。皮疹类型有：剥脱性皮炎、多型红斑、大疱性表皮坏死松解症，临床表现以全身剥脱性皮炎和中毒性肝炎最为常见。起病类似“感冒”、“麻疹”，易被误诊，延误治疗而导致严重后果，需引起警惕。该病发病与过敏体质有关，同工种工人仅少数过敏体质者发病。

理化特性

三氯乙烯为无色透明液体，有芳香味，易挥发，不溶于水，遇明火、高热能引起燃烧爆炸。

当心中毒

应急处理

1. 皮肤接触：立即脱去被污染的衣物，用肥皂水和清水彻底冲洗皮肤。
2. 眼睛接触：提起眼睑，用流动清水或生理盐水冲洗。
3. 大量吸入：迅速脱离现场至空气新鲜处。如呼吸困难，意识障碍，立即送医院救治。
4. 出现高烧、皮疹等过敏反应症状，立即送医院救治并向所在地职业卫生监督部门报告。

预防措施

一、预防急性中毒的措施：工作场所注意通风，接触者注意呼吸防护。

二、预防过敏反应措施：

1. 找代替：改用不含三氯乙烯清洗剂。
2. 隔离：避免无关人员接触。
3. 禁止实行轮换制，以防敏感体质者轮到该岗位，导致严重后果。
4. 上岗后严密观察4～5周，如有过敏表现者，立即调离岗位，送医院治疗；如接触期超过45天而无不良反应者，说明体质已适应，可继续本作业。
5. 买工伤保险，以防万一。特别是在试用期间也要购买工伤保险。

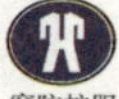
穿防护服

戴防护手套

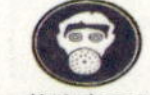
戴防毒面具

注意通风

急救电话：120　咨询电话：xxxxxxxx 当地职业卫生监管与技术服务机构电话：xxxxxxxx

图5-3　三氯乙烯作业岗位职业病危害告知卡

有毒气体，对人体有害，请注意防护

正己烷
（俗称白电油）
Hexyl hydride

健康危害

正己烷可经呼吸道和皮肤吸收，具有蓄积效应，过敏吸入可引起周围神经损害。正己烷慢性中毒非常常见，一般是接触几个月到几年后才发病。主要表现为手足麻木、两腿酸软无力、行走困难、肌肉萎缩等损害。该病起病类似“风湿病”易被误诊，需引起警惕。该病病程长，一般为1年左右，经过积极治疗，基本上能完全恢复。正己烷是一类高危险的溶剂，往往会造成集体性中毒事件，应引起高度警惕。

理化特性

正己烷为无色、易挥发液体，无明显刺激性气味，不溶于水，遇明火、高热极易燃烧爆炸。

当心有毒气体

应急处理

1. 皮肤接触：立即脱去被污染的衣物，用肥皂水和清水彻底冲洗皮肤。
2. 眼睛接触：提起眼睑，用流动清水或生理盐水冲洗。
3. 大量吸入：迅速脱离现场至空气新鲜处。如呼吸困难，意识障碍，立即送医院救治。
4. 出现手足麻木、行走困难等损害神经损害症状，立即送医院治疗并向所在地职业卫生监督部门报告。

预防措施

一、预防急性中毒的措施：工作场所注意通风，接触者注意呼吸防护。

二、预防慢性中毒的措施：

1. 找代替：改用不含正己烷的毒性更低的溶剂等来替用。
2. 通风措施：正己烷作业岗位场所要有良好通风排毒设施，尽量不要在空调环境下使用白电油。

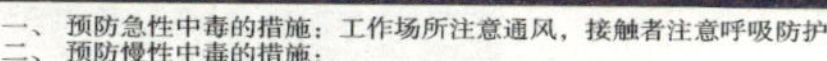

3. 个人防护：接触正己烷的劳动者要坚持使用活性炭防毒口罩。
4. 买工伤保险，以防万一。

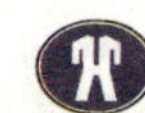
穿防护服

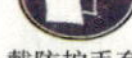
戴防护手套

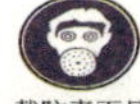
戴防毒面具

注意通风

急救电话：120　咨询电话：xxxxxxxx 当地职业卫生监管与技术服务机构电话：xxxxxxxx

图5-4　正己烷作业岗位职业病危害告知卡

有毒气体，对人体有害，请注意防护

二氯乙烷
Ethylene dichloride

当心有毒气体

健康危害

二氯乙烷可经呼吸道和皮肤吸收进入人体，短时间大量吸入，可致急性中毒。中毒表现为头痛、头晕、恶心、烦躁不安、意识模糊等。严重者可突然引发脑水肿，出现剧烈头痛、频繁呕吐、抽搐及昏迷。二氯乙烷中毒致残、致死率比较高，需要引起高度警惕。

理化特性

二氯乙烷为无色或浅黄色透明液体，有芳香气味，易挥发，难溶于水、遇明火、高热有引起燃烧爆炸的危险。

应急处理

1. 皮肤接触：立即脱去被污染的衣物，用肥皂水和清水彻底冲洗皮肤。
2. 眼睛接触：提起眼睑，用流动清水或生理盐水冲洗。
3. 出现头痛、头晕、恶心、抽搐、意识模糊等"脑病"表现者，立即送医院救治并向职业卫生监督部门报告。

预防措施

1. 找代替：改用不含二氯乙烷的毒性更低的溶剂等来替用。
2. 通风措施：二氯乙烷使用岗位要有良好的局部通风排毒设施，特别是天气寒冷时门窗不能全部关闭，要保持良好的通风状态。
3. 个人防护：接触二氯乙烷的劳动者要坚持使用活性炭防毒口罩。
4. 买工伤保险，，以防万一。

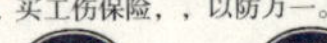
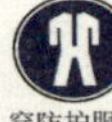
穿防护服

戴防护手套
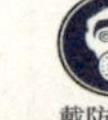
戴防毒面具

注意通风

急救电话：120　咨询电话：　xxxxxxxx当地职业卫生监管与技术服务机构电话：　xxxxxxxx

图5－5　二氯乙烷作业岗位职业病危害告知卡

有毒气体，对人体有害，请注意防护

三氯甲烷
（俗称哥罗芳）
Trichloromethane

当心有毒气体

健康危害

1. 三氯甲烷有麻醉作用，短时间高浓度吸入可引起急性中毒。
2. 长时间过量吸入可造成肝损害，主要表现为恶心、乏力、纳差、黄疸（眼黄），严重者可出现肝昏迷，需要引起高度警惕。

理化特性

三氯甲烷无色透明液体，有芳香气味，易挥发，不溶于水。

应急处理

1. 皮肤接触：立即脱去污染的衣着，用肥皂水和清水彻底冲洗皮肤。
2. 眼睛接触：提起眼睑，用流动清水或生理盐水冲洗。
3. 出现恶心、乏力、纳差、黄疸（眼黄）等肝炎表现者，立即送医院救治并向职业卫生监督部门报告。

预防措施

1. 找代替：改用不含三氯甲烷的毒性更低的溶剂等来替用。
2. 通风措施：三氯甲烷使用岗位要有良好的局部通风排毒设施，特别是天气寒冷时门窗不能全部关闭，要保持良好的通风状态。
3. 个人防护：接触三氯甲烷的劳动者要坚持使用活性炭防毒口罩。
4. 买工伤保险，以防万一。

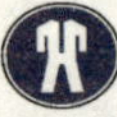
穿防护服

戴防护手套
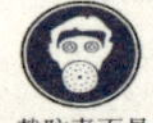
戴防毒面具

注意通风

急救电话：120　咨询电话：　xxxxxxxx当地职业卫生监管与技术服务机构电话：　xxxxxxxx

图5－6　三氯甲烷作业岗位职业病危害告知卡

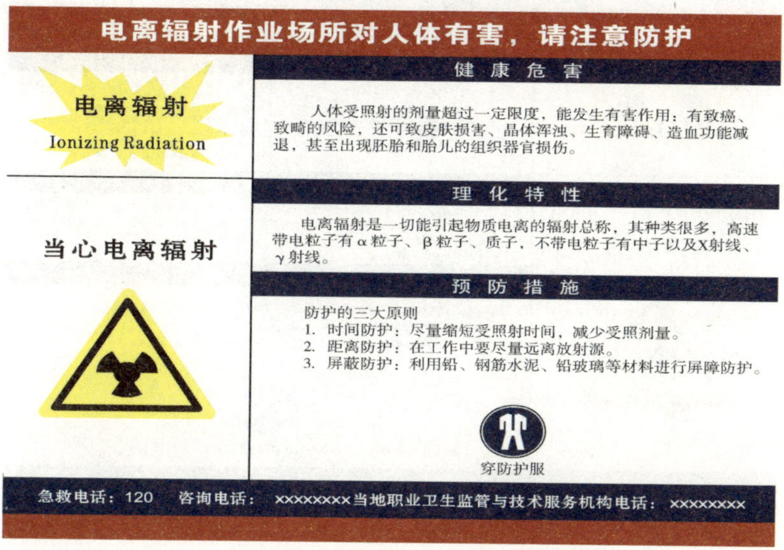

电离辐射作业场所对人体有害，请注意防护

电离辐射
Ionizing Radiation

当心电离辐射

健康危害

人体受照射的剂量超过一定限度，能发生有害作用：有致癌、致畸的风险，还可致皮肤损害、晶体浑浊、生育障碍、造血功能减退，甚至出现胚胎和胎儿的组织器官损伤。

理化特性

电离辐射是一切能引起物质电离的辐射总称，其种类很多，高速带电粒子有α粒子、β粒子、质子，不带电粒子有中子以及X射线、γ射线。

预防措施

防护的三大原则

1. 时间防护：尽量缩短受照射时间，减少受照剂量。
2. 距离防护：在工作中要尽量远离放射源。
3. 屏蔽防护：利用铅、钢筋水泥、铅玻璃等材料进行屏障防护。

穿防护服

急救电话：120　咨询电话：xxxxxxxx 当地职业卫生监管与技术服务机构电话：xxxxxxxx

图5-7　电离辐射作业岗位职业病危害告知卡

粉尘对人体有害，请注意防护

粉　尘
Dust

注意粉尘

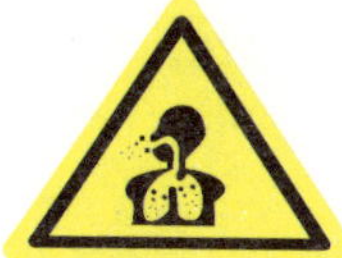

健康危害

吸入过量粉尘，可引起尘肺病。这是一种难以治愈的职业病，会给患者带来极大的痛苦和经济负担。从事粉尘作业的劳动者，要重视防尘措施，千万不能麻痹大意。

预防措施

1. 产生粉尘的岗位必须有机械通风除尘设施，密闭尘源，注意保持车间清洁，防止二次扬尘。

2. 正确佩戴个人呼吸防护用品，减少吸入粉尘的机会。

3. 做好对粉尘作业工人的上岗前、在岗期间和离岗时的职业健康检查，发现问题及时处理。

戴防尘口罩

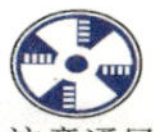

注意通风

急救电话：120　咨询电话：xxxxxxxx　当地职业卫生监管与技术服务机构电话：xxxxxxxx

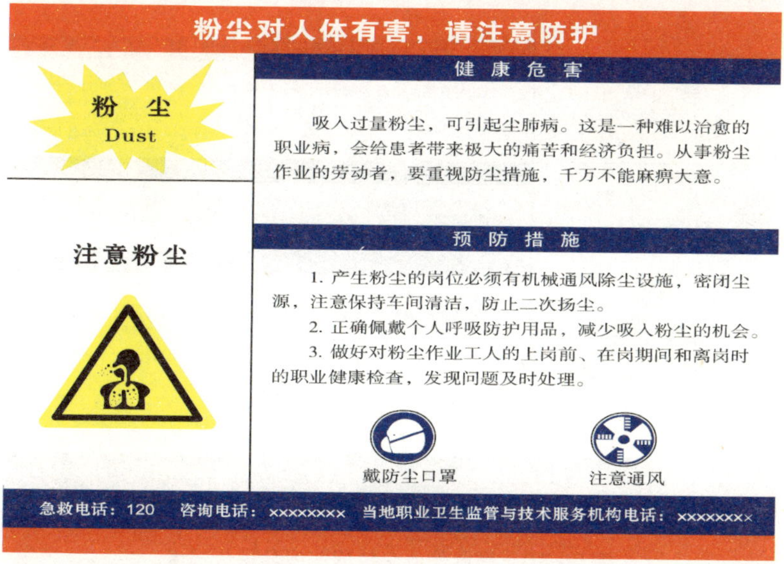

图5-8　粉尘作业岗位职业病危害告知卡

噪声对人体有害，请注意防护

噪声
Noise

噪声有害

健康危害

长时间接触高强度的噪声，可引起斩力损伤，严重者可造成噪声性耳聋。

温馨提示

1. 准备从事噪声作业的工人应进行上岗前体检，凡患有明显听觉器官、心血管及神经系统器质性疾病者禁止从事强噪声作业。
2. 发现听力下降应及时采取有效防护措施，必要时调离噪声作业岗位。
3. 噪声强度超标的作业环境，员工应加强个体防护，坚持佩戴耳塞（耳罩）上岗。

接触限值

按照接触时间减半噪声接触限值增加3 dB（A）的原则，即员工每天连续接触噪声8小时，噪声接触限值为85 dB（A）；如每天只接触4小时，接触限值放宽到88 dB（A）；若每天只接触2小时，接触2小时，接触限值放宽到91 dB（A）。

预防措施

1. 正确佩戴个人防护用品，如耳塞、耳罩、帽盔等。
2. 控制噪声源，采取隔音措施。
3. 合理安排作业时间，定期进行健康检查。

戴护耳器

急救电话：120　咨询电话：xxxxxxxx　当地职业卫生监管与技术服务机构电话：xxxxxxxx

图5－9　噪声作业岗位职业病危害告知卡

高温作业环境对人体有害，请注意防护

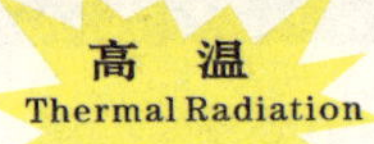

注意高温

健康危害

可造成中暑，主要表现为头晕、恶心、呕吐、体温升高、无汗，严重时皮肤湿冷，备压下降和意识障碍等。

温馨提示

从事高温作业的员工应注意使用个人防护用品，多喝水和含盐饮料，如出现头昏、头痛、全身乏力等不适，应迅速脱离高温环境，到通风良好的阴凉处休息并进行对症处理。

应急处理

立即脱离高温环境，将病人放在阴凉通风处安静休息，给病人喝含盐的清凉饮料，用冷水擦洗全身可减轻中暑程度，如情况严重应及时送医院治疗。

预防措施

1. 采用良好的隔热、通风、降温措施。
2. 为高温作业员工提供防暑降温饮料。
3. 合理安排作业时间，尽量减少员工高温作业的时间。

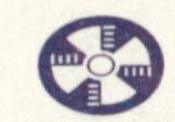

注意降温避暑

急救电话：120　咨询电话：xxxxxxxx　当地职业卫生监管与技术服务机构电话：xxxxxxxx

图5－10　高温作业岗位职业病危害告知卡

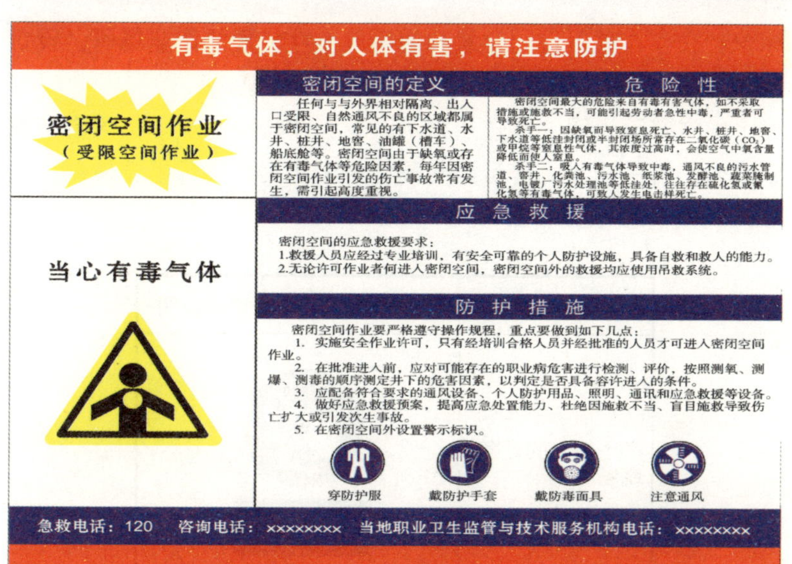

图5－11 密闭空间作业场所外面的职业病危害告知卡

5.8.3 其他警示标识和中文警示说明

用人单位可根据实际情况，在产生职业病危害的工作场所、设备及产品上，合理使用各类警示标识和中文警示说明。如在使用有毒物品作业场所入口或作业场所的显著位置，设置“当心中毒”或者“当心有毒气体”警告标识，“戴防毒面具”、“穿防护服”、“注意通风”等指令标识和“紧急出口”、“救援电话”等提示标识；在产生粉尘的作业场所设置“注意防尘”警告标识和“戴防尘口罩”指令标识；在可能产生职业性灼伤和腐蚀的作业场所，设置“当心腐蚀”警告标识和“穿防护服”、“戴防护手套”、“穿防护鞋”等指令标识；在产生噪声的作业场所，设置“噪声有害”警告标识和“戴护耳器”指令标识；在高温作业场所，设置“注意高温”警告标识；在可引起电光性眼炎的作业场所，设置“当心弧光”警告标识和“戴防护镜”指令标识；在存在放射性同位素和使用放射性装置的作业场所，设置“当心电离辐射”警告标识和相应的指令标识。

中文警示说明一般选用警示语句，在特殊情况下，可自行编制适当的警示语句。警示语句既可单独使用，又可组合使用，也可构成完整的句子（图5-12）。

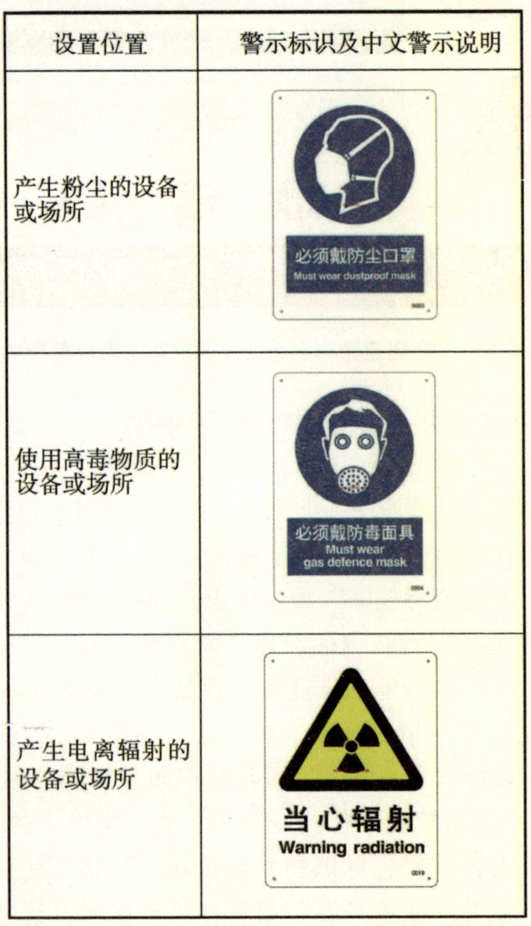

设置位置	警示标识及中文警示说明
产生粉尘的设备或场所	必须戴防尘口罩 Must wear dustproof mask
使用高毒物质的设备或场所	必须戴防毒面具 Must wear gas defence mask
产生电离辐射的设备或场所	当心辐射 Warning radiation

图5-12 几类常见的警示标识和中文警示说明

5.9 职业病危害因素日常监测

5.9.1 法律要求

《职业病防治法》第二十七条第一款规定："用人单位应当实施由专人负责的职业病危害因素日常监测，并确保监测系统处于正常运行状态。"如违反此项规定，可被警告、责令限期改正，可并处五万元以上十万元以下罚款。

5.9.2 实施要点

用人单位应如何实施由专人负责的职业病危害因素日常监测？

《职业病防治法》条文释义就这一问题解释如下：用人单位应当依据国务院卫生行政部门制定的规范，根据工作场所职业病危害因素的类别，确定日常监测点、监测项目、监测方法、监测频率（次），建立监测系统，建立监测仪器设备使用管理制度和监测结果统计公布报告制度等，设立专人负责监测的实施和管理，对主要职业病危害因素进行动态观察，及时发现、处理职业病危害隐患。

日常监测是一项技术性较强的工作，涉及仪器设备、标准方法和专业技术人员等方面，有些项目（如铅、铬等重金属监测）需要昂贵的设备（原子吸收仪器）才能分析，操作非常复杂，一般企业是很难购置和使用的。

由于目前国务院卫生行政部门尚未制定适应于用人单位的职业病危害因素日常监测规范，用人单位可结合本单位的实际，选择操作比较简单的监测项目（如噪声、粉尘），或者有快速检测方法的项目（如苯、甲苯、二甲苯）进行日常监测。但快速检测结果只能作为参考，因为此类方法检测结果误差大，不是国家规范要求的标准方法。不具备自行监测能力的单位，可制定监测工作计划，每年委托具有资质的职业卫生技术服务机构进行监测

（不少于1次），监测结果及时上报职业卫生监管部门。

此外，从国家颁布的标准和规范性文件分析，目前至少有煤矿企业、密闭空间作业和高温作业的企业需要实施由专人负责的职业病危害因素日常监测。

国家安全生产监督管理总局、国家煤矿安全生产监督管理总局《煤矿作业场所职业危害防治规定（试行）》（安监总煤调〔2010〕121号）要求："煤矿企业应指定专职或兼职职业危害因素监测人员，配备足够的监测仪器设备，按照有关规定对作业场所职业危害因素进行日常监测。监测人员按特种作业人员管理，持特种作业操作资格证上岗。"文件对煤矿作业场所的粉尘、高温、噪声和有毒气体（包括一氧化碳、氧化氮、二氧化碳、硫化氢等）的日常监测都有明确规定。

《密闭空间作业职业危害防护规范》（GBZ/T 205—2007）要求，从事井下、管道、地窖、船舱、油箱、油罐检修等密闭空间作业的用人单位，需要有专人对密闭空间进行检测，包括测氧、测爆、测有毒气体（如一氧化碳、二氧化碳、硫化氢等）。

国家安全生产监督管理总局《防暑降温措施管理办法》（安监总安健〔2012〕89号）第七条第三项规定："存在高温职业病危害的用人单位，应当实施由专人负责的高温日常监测，并按照有关规定进行职业病危害因素检测、评价。"用人单位应安排专人负责对高温的日常监测，并根据高温监测结果，在高温天气期间，根据生产特点和具体条件，采取合理安排工作时间、轮换作业、适当增加高温工作环境下劳动者的休息时间和减轻劳动强度、减少高温时段室外作业等措施。

案例4 清理污水井，3工人中毒死亡

一、案件经过

2008年6月21日8时许，某工程公司3名工人在对深圳市

宝安区龙华污水处理厂管网工程进行检查时，疑因沼气中毒身亡。事发时，一名工人拟从污水井进入下水道进行管网工程检查，在下井时突然坠落井下污水中，井口边的另一名工人迅速下井救人，但随即被沼气呛晕也掉入污水中。正在工作的一名工头见状也赶紧下井救人，但不久也失去知觉掉入下水道。随后，附近的工人立即报警，十几位保安员同时全力抢救，其中一位保安顺着梯子下去捞人，结果发现沼气太重，不得不中途返回。龙城派出所民警与龙华消防中队救援人员接警后迅速赶到现场抢救井下工人。消防队员用绳索先后将3名落水工人从下水道内救出，在一旁等候的120急救人员在对3人进行救治后，证实3人已不幸身亡。

据龙华街道介绍，发生事故的污水井系龙华污水处理厂管网工程的一部分，由上海煤气第二管线工程有限公司承建，已完工通水。近几天由于暴雨该井出现堵塞情况，污水部分外渗。经社区、街道逐级上报后，3名管道工人被派来对污水管道堵塞情况进行检查。经初步查明，3名工人对污水管道堵塞情况进行现场检查时，未采取安全防护措施，系违规施工，因沼气中毒溺水死亡。（综合《南方都市报》、新华网和深圳新闻网）

二、事故教训

（一）井下作业要警惕有毒气体

本次发生中毒的有毒气体很可能是沼气。沼气是有机物质在厌氧条件下，经过微生物的发酵作用而生成的一种混合气体，常见于下水道、窖井及化粪池等环境。由于这种气体最先是在沼泽中发现的，所以称为沼气。沼气是多种气体的混合物，一般含甲烷50%～70%，其余为二氧化碳和少量的氮、氢和硫化氢等。若空气中甲烷含量超过45%以上，人就会因严重缺氧而出现呼吸困难、心动过速、昏迷以致窒息而死亡。显然，下井的3名工人缺乏对井下有毒气体危险性的认识，缺乏安全知识和自我保护意识，在缺乏安全防护的情况下，冒险下井作业和救人，以致酿成惨剧。

（二）井下作业要严格遵守操作规程

井下作业要按照《密闭空间作业职业危害防护规范》（GBZ/T 205—2007）要求，严守安全操作规程。包括对下井人员实施安全作业许可，只有经培训合格并经批准的人员才可下井作业；在批准进入前，应对井下可能存在的职业病危害进行检测、评价，按照测氧、测爆、测毒的顺序测定井下的危害因素，以判定是否具备容许进入的条件；应配备符合要求的通风设备、个人防护用品、照明、通讯和应急救援等设备，并做好应急救援预案；救人者应能自救，不可鲁莽行事。如果承担清理污水井的某工程公司能够严守以上操作规程，本次事故完全可以避免。

（资料来源：3工人清理污水井死亡，初步判定为沼气中毒。南方都市报，2008-06-22。）

特别提醒 2 密闭空间作业应注意防范伤亡事故

任何与外界相对隔离、出入口受限、自然通风不良的区域都属于密闭空间，常见的有下水道、水井、桩井、地窖、油罐（槽车）、船底舱等。由于缺氧或存在有毒气体等危险因素，每年因密闭空间作业引发的伤亡事故常有发生，需引起高度重视。

一、密闭空间作业伤亡事故触目惊心

多年来，因进入密闭空间作业而导致人员伤亡的事故多有报道，而不少事故更是因盲目救人而导致伤亡进一步扩大。仅深圳市几乎每年都有此类事故的报道，现举几例：

2009年10月3日，深圳市宝安区松岗街道某五金公司利用国庆假期停工期间，委托施工方对电镀废水综合调节池进行环保工程改造。当天14时30分许，1名维修工人在调节池内进行木板支模加固作业时突然晕倒，另5名在场员工立即组织抢救，因施救不当，也相继中毒晕倒。其中4名中毒员工经抢救无效死亡，另两名伤者脱离危险。根据专家鉴定，造成4名员工死亡的直接原因是废水池中的硫化氢和氰化氢气体中毒。

2010年2月7日，深圳市某供排水工程队在深圳市龙岗区布吉街道甘坑新村路口一个污水井施工，一名工人唐某率先下到污水井底作业，被沼气熏晕失去知觉。另一名工人刘某见状立即下井营救，也被沼气熏倒。2人经消防员抬出后经抢救无效死亡。据调查，2名中毒死亡的工人下井作业时均未佩戴任何安全防护工具。

2011年5月8日，深圳地铁一号线续建工程大新地铁站桃园路出口100 m左右处发生一起安全事故，多名工人在地下进行地铁污水管道作业时沼气中毒。2名工人因为抢救无效先后死亡，另外4名工人被消防队员救出，1名重伤3名轻伤。事发的地下管道因积有污水1 m多高，2名工人下井准备将污水清走，但下井后再没有任何反应，上方施工队的队长赶紧带了几名队员下井救援，下去后也感觉到不适，工地工人见状赶紧报警。消防队员立即赶到现场展开营救。初步断定为沼气中毒。

2013年6月2日深圳市龙岗区横岗街道某眼镜厂有工人在清洗污水处理池（长6 m、宽1.1 m，深3 m）时发生意外，引致2人中毒身亡，另有5名中毒者留院观察。据了解，这几名工人都是被临时安排去清理污水处理池，在没有经过相关安全培训和防护的情况下，3名同事先下去，却不见上来，后来又下去4名工人。7名工人不同程度中毒，2死5伤。初步判定为中毒窒息伤亡事故。

二、密闭空间作业要警惕无形杀手

密闭空间作业时导致死亡事故的危害因素看不见、摸不着，因而缺乏这方面安全知识的人往往很难事先意识到。密闭空间内最大的危险来自有毒有害气体，如不采取措施或施救不当，可能引起劳动者急性中毒，严重者可导致死亡。

杀手一：因缺氧而导致窒息死亡。

密闭空间内常存在甲烷（CH_4）和二氧化碳（CO_2）等窒息性气体，虽然甲烷和二氧化碳对人基本无毒，但其浓度过高时，会使空气中氧含量降低。正常空气中氧含量在21%左右，当氧气浓度降到10%时，人会失去意识；当氧气浓度降到8 %时，人会昏睡，8分钟后死亡；当氧气浓度降到6%时，人会抽筋，停止呼吸，死亡。甲烷常见于污水池和化粪池等有机物较多而通风不良的环境。而二氧化碳因比空气重，特别是下雨天，由于气温降低、气流下降，二氧化碳更容易在水井、桩井、地窖等低洼封闭或半封闭场所处积聚，因此，下雨后进入这些场所作业，需要警惕二氧化碳中毒的危险。

杀手二：吸入有毒气体导致中毒。

密闭空间作业场所往往存在硫化氢、氰化氢等有毒气体。

硫化氢（H_2S）是无色气体，有特殊的臭味（臭蛋味），易溶于水；相对密度比空气大，易积聚在通风不良的污水管道、窨井、化粪池、污水池、纸浆池、发酵池和蔬菜腌制池等低洼处。硫化氢是一种强烈的神经毒物，其浓度超过1 000 mg/m^3，可致人发生电击样死亡。垃圾、污水、沉淀淤积有机物、腐败动植物发酵可产生硫化氢；含硫化物和废酸的工业污水进入排水管道后极易混合产出硫化氢。

氰化氢（HCN）标准状态下为无色液体，易挥发，剧毒。短时间内吸入高浓度氰化氢气体，可立即因呼吸停止而死亡。电镀的含氰废水，遇酸会产生氰化氢剧毒气体。电镀厂污水处理池清淤作业时要警惕氰化氢气体中毒。

三、密闭空间作业要严格遵守操作规程

密闭空间作业引发的事故常常来得突然而且是致命的，但如果遵守操作规程，此类事故都是可以避免的。凡有进入坑、池、罐、釜、沟、井下、管道等密闭空间或局限空间场所作业的，用人单位要按照《密闭空间作业职业危害防护规范（GBZ/T 205—2007）》要求，严守安全操作规程。重点要做到如下几点：

（1）实施安全作业许可，只有经培训合格人员并经批准的人员才可从事此类作业。

（2）在批准进入前，应对可能存在的职业病危害进行检测、评价，按照测氧、测爆、测毒的顺序测定井下的危害因素，以判定是否具备容许进入的条件。

（3）应配备符合要求的通风设备、个人防护用品、照明、通讯和应急救援等设备。

（4）做好应急救援预案，提高应急处置能力，杜绝因施救不当、盲目施救导致伤亡扩大或引发次生事故。

（5）在密闭空间外设置警示标识。

（6）用人单位不得将密闭空间作业转包给不具备防护条件的单位和个人。

特别提醒 3 高温作业要注意预防中暑

高温作业导致中暑甚至是死亡的事件非常常见，职业性中暑属于法定职业病。存在高温作业的用人单位要做好防治中暑的工作。

一、什么是高温作业？

国家安全生产监督管理总局《防暑降温措施管理办法》（安监总安健〔2012〕89 号）第三条规定：“高温作业是指有高气温、或有强烈的热辐射、或伴有高气湿（相对湿度≥80% RH）

相结合的异常作业条件、湿球黑球温度指数（WBGT 指数）超过规定限值的作业。”

《职业卫生名词术语》（GBZ/T 224—2010）对高温作业的定义：“有高气温、或有强烈的热辐射、或伴有高气湿相结合的异常气象条件、WBGT 指数超过规定限值的作业。”

二、高温作业场所的类型

（1）高温强辐射作业场所。如冶金工业的炼焦、炼铁、轧钢，机械制造工业的铸造、锻造、热处理，陶瓷、玻璃、搪瓷、砖瓦等工业的炉窑车间，火力发电厂和轮船的锅炉间等。这些生产场所的气象特点是气温高、热辐射强度大，而相对湿度较低，形成干热环境。

（2）高温高湿作业场所。如印染、缫丝、造纸等工业中液体加热或蒸煮时，车间气温可达 35 ℃以上，相对湿度常达 90% 以上。潮湿的深矿井内气温可达 30 ℃以上，相对湿度达 95% 以上。如通风不良就形成高温、高湿和低气流的不良气象条件，亦即湿热环境。主要是由于生产过程中产生大量水蒸气或生产上要求车间内保持较高的相对湿度所致。其特点是高气温、气湿，而热辐射强度不大。

（3）夏季露天作业场所。夏季的农田劳动、建筑、搬运等露天作业，除受太阳的辐射作用外，还受被加热的地面的周围物体放出的热辐射作用。露天作业中的热辐射强度虽较高温车间为低，但其作用的持续时间较长，加之中午前后气温升高，形成高温、热辐射的作业环境。

三、中暑的表现与处理

中暑是指高温环境下由于热平衡和/或水盐代谢紊乱等而引起的一种以中枢神经系统和/或心血管系统障碍为主要表现的急性疾病。

根据症状的轻重，中暑可分为轻症中暑和重症中暑。

轻症中暑的临床表现为头昏、头痛、面色潮红、口渴、大量出汗、全身疲乏、心悸、脉搏快速、注意力不集中、动作不协调等症状，体温升高至38.5 ℃以上。如及时处理，往往可于数小时内恢复。

重症中暑是中暑中情况最严重的一种，如不及时救治将会危及生命。重症中暑可分为热射病、热痉挛和热衰竭三种类型。

热射病的特点是突然发病，体温高达40 ℃以上，早期大量出汗，继之“无汗”，可伴有皮肤干热及意识障碍等。

热痉挛主要表现为明显的肌痉挛，伴有收缩痛，好发于四肢肌肉及腹肌等，常呈对称性。患者意识清，体温一般正常。

热衰竭主要表现为头昏、头痛、多汗、口渴、恶心、呕吐，继而皮肤湿冷、血压下降、心律紊乱、脱水，体温稍高或正常。

对中暑患者应及时进行对症处理。要将患者迅速脱离高温环境，移到通风良好的阴凉处平卧休息，给予物理降温（如可以脱去患者一些衣物，用湿毛巾或冰给其抹身，扇凉等）和含盐清凉饮料。一般患者经处理后30分钟到数小时内即可恢复。热射病患者预后严重，故在做好应急处理的同时，应尽快将患者送医院救治。

四、中暑的预防

用人单位应当根据《防暑降温措施管理办法》（安监总安健〔2012〕89号）的规定，落实好防暑降温措施。特别是要做到：

（1）采用良好的隔热、通风、降温措施，保证工作场所符合国家职业卫生标准要求。室外作业要搭建遮阳棚，烈日下工作时要注意佩戴工作帽。对高温强辐射作业人员，须佩戴隔热面罩和穿着隔热、阻燃、通风的防热服。

（2）为高温作业、高温天气作业的劳动者供给足够的、符合卫生标准的防暑降温饮料（如提供含盐饮料、绿豆汤、西瓜或其他清凉饮料等）。

(3) 日最高气温达到 40 ℃以上，应当停止当日室外露天作业。

(4) 日最高气温达到 37 ℃以上、40 ℃以下时，全天安排劳动者室外露天作业时间累计不得超过 6 小时，连续作业时间不得超过国家规定，且在气温最高时段 3 小时内不得安排室外露天作业。

(5) 日最高气温达到 35 ℃以上、37 ℃以下时，应当采取换班轮休等方式，缩短劳动者连续作业时间，并且不得安排室外露天作业劳动者加班。

5.10 工作场所职业病危害因素检测与评价

5.10.1 法律要求

《职业病防治法》第二十七条第二款："用人单位应当按照国务院安全生产监督管理部门的规定，定期对工作场所进行职业病危害因素检测、评价。"违反上述规定者，可被警告、责令限期改正，逾期未改正的，处五万元以上二十万元以下罚款。

5.10.2 实施要点

存在职业病危害的用人单位，应当按照《工作场所职业卫生监督管理规定》（国家安全生产监督管理总局令第 47 号）的要求，委托具有相应资质的职业卫生技术服务机构，每年至少进行 1 次职业病危害因素检测。职业病危害严重的用人单位，还应当委托具有相应资质的职业卫生技术服务机构，每 3 年至少进行 1 次职业病危害现状评价。

用人单位委托检测的检测点，需满足《工作场所空气中有害物质监测的采样规范》（GBZ 159—2004）的选点原则与数量要求。

5.10.2.1 采样点的选择原则

(1) 选择有代表性的工作地点，其中应包括空气中有害物

质浓度最高、劳动者接触时间最长的工作地点。

（2）在不影响劳动者工作的情况下，采样点尽可能靠近劳动者；空气收集器应尽量接近劳动者工作时的呼吸带。

（3）在评价工作场所防护设备或措施的防护效果时，应根据设备的情况选定采样点，在工作地点劳动者工作时的呼吸带进行采样。

（4）采样点应设在工作地点的下风向，应远离排气口和可能产生涡流的地点。

5.10.2.2 采样点数目的确定

（1）工作场所按产品的生产工艺流程，凡逸散或存在有害物质的工作地点，至少应设置1个采样点。

（2）一个有代表性的工作场所内有多台同类生产设备时，1～3台设置1个采样点；4～10台设置2个采样点；10台以上，至少设置3个采样点。

（3）一个有代表性的工作场所内，有2台以上不同类型的生产设备，逸散同一种有害物质时，采样点应设置在逸散有害物质浓度大的设备附近的工作地点；逸散不同种有害物质时，应将采样点设置在逸散待测有害物质设备的工作地点，采样点的数目参照上述（2）确定。

（4）劳动者在多个工作地点工作时，在每个工作地点设置1个采样点。

（5）劳动者工作是流动的时，在流动的范围内，一般每10 m设置1个采样点。

（6）仪表控制室和劳动者休息室，至少设置1个采样点。

5.10.2.3 职业病危害现状评价

按照《工作场所职业卫生监督管理规定》（国家安全生产监督管理总局令第47号）的规定，职业病危害严重的用人单位，每3年至少进行1次职业病危害现状评价。特别是职业病危害严重且未开展过职业卫生“三同时”的用人单位，应尽快委托具有相应资质的职业卫生技术服务机构进行职业病危害现状评价。

职业病危害现状评价是对存在职业病危害的建设项目，在其正常生产运行过程中存在的主要职业病危害因素及其危害程度、对劳动者的健康影响、职业病防护设施和措施及效果、职业卫生管理等进行综合分析与评价，指出存在的主要问题，提出改进措施和建议，做出评价结论。职业病危害现状评价可为用人单位职业病防治提供科学依据。

5.11 公告栏设置与职业病防治规章制度等信息公布

5.11.1 法律要求

《职业病防治法》第二十五条第一款：“产生职业病危害的用人单位，应当在醒目位置设置公告栏，公布有关职业病防治的规章制度、操作规程、职业病危害事故应急救援措施和工作场所职业病危害因素检测结果。”违反上述规定者，可被警告，责令限期改正；逾期未改正的，处十万元以下的罚款。

5.11.2 实施要点

设置公告栏，公布职业卫生管理信息是用人单位应尽的法定义务。通过公告栏，员工可以随时了解自己的工作岗位是否存在职业病危害、存在哪些职业病危害、本单位的职业卫生管理制度、操作规程、职业病危害事故应急救援措施、工作场所职业病危害因素检测结果等信息，有利于提高员工的职业病防范意识，共同做好职业病防治工作。

公告栏应当有足够的空间，可以用 PVC 板为材料，做成 120 cm × 90 cm 大小的版面，预留位置可以随时张贴职业病防治的规章制度、操作规程、职业病危害事故应急救援措施和工作场所职业病危害因素检测结果等信息。公告栏可以设置在工厂门

口、车间门口或员工经常路过的饭堂门口和宿舍区门口等醒目位置。(图5-13)

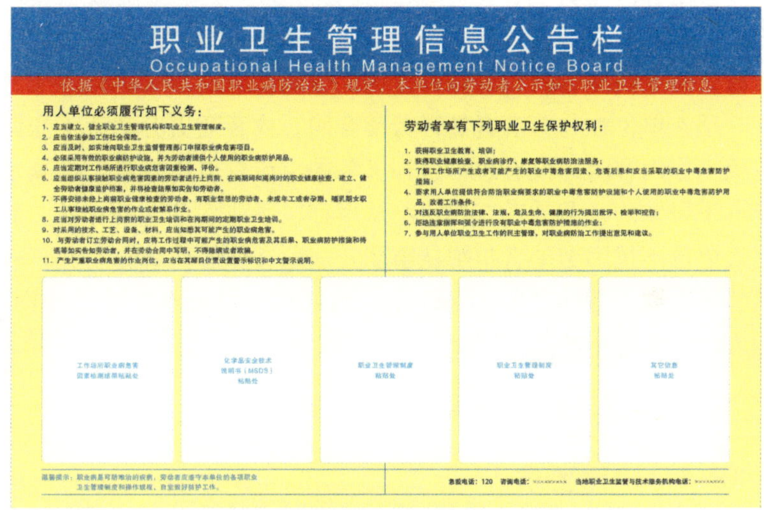

图5-13 职业卫生管理信息公告栏

5.12 合同中职业病危害的告知

5.12.1 法律要求

《职业病防治法》第三十四条第一款规定："用人单位与劳动者订立劳动合同（含聘用合同）时，应当将工作过程中可能产生的职业病危害及其后果、职业病防护措施和待遇等如实告知劳动者，并在劳动合同中写明，不得隐瞒或者欺骗。"违反上述规定者，可被处以五万元以上十万元以下的罚款。

5.12.2 实施要点

用人单位与劳动者签订劳动合同时，用人单位应履行合同告知义务，在劳动合同相关条款中或者以补充合同或专项合同的形式进行职业病危害告知，其告知内容应包括劳动过程中可能接触的职业病危害因素及其危害后果、提供的职业病防护设施和个人防护用品、工资待遇和工伤保险待遇等。

劳动合同签订后，用人单位变更劳动者工作岗位或工作内容，使劳动者接触原订立的劳动合同中没有告知的职业病危害因素时，应如实向劳动者告知并作书面说明。

用人单位在与劳动者签订劳动合同，或者变更劳动者工作岗位或工作内容时，没有履行告知义务的，或者采用隐瞒、欺骗手段不予告知的，劳动者有权拒绝从事存在职业病危害的作业，而用人单位不得因劳动者拒绝从事职业病危害作业而解除与其订立的劳动合同。劳动者要求解除劳动合同的，可以解除劳动合同，用人单位不得拒绝。

5.13　职业健康检查结果告知

5.13.1　法律要求

《职业病防治法》第三十六条规定：“对从事接触职业病危害的作业的劳动者，用人单位应当按照国务院安全生产监督管理部门、卫生行政部门的规定组织上岗前、在岗期间和离岗时的职业健康检查，并将检查结果书面告知劳动者。职业健康检查费用由用人单位承担。”违反上述规定者，可被处以五万元以上十万元以下的罚款。

5.13.2　实施要点

告知劳动者职业健康检查结果是知情权的重要内容，对从事接触职业病危害作业的劳动者，用人单位应当将其上岗前、在岗期间、离岗前和应急职业健康检查结果（包括疑似职业病或职业禁忌证）以书面通知形式如实告知劳动者，劳动者领取体检结果报告时需签字存档。

用人单位在做好健康检查结果告知的同时，应注意保护劳动者的个人隐私。涉及劳动者个人隐私的信息，特别是具体的病

情，用人单位应做好保密工作，不可对外公开。

案例5 未告知离岗时健康检查结果，被判解除劳动合同无效

1996年6月，徐某被招录为A公司全民合同制员工，从事磨浮给料破碎工作。2008年9月至2009年3月从事司炉工岗位的工作。2008年6月，A公司因企业改制拟与员工解除劳动关系并给予一次性经济补偿。之后，A公司安排徐某进行了离岗时健康检查。2009年3月12日，在健康检查结果尚未作出的情况下，A公司就与徐某签订了《解除劳动关系协议书》，并支付徐先生工龄补偿金、奖励金、住房公积金、工资、取暖费等共计44 710.89元。2009年4月8日，某县疾病预防控制中心体检结果报告显示，徐某为汞吸收，处理意见为驱汞治疗。之后，A公司并未告知徐某检查结果，仅通知其到县疾病预防控制中心进行排汞。徐某在排汞时才知道自己检查结果为汞吸收，要求A公司为其做进一步检查，但A公司让其自行检查。2009年8月7日，徐某经某市疾病预防控制中心职业病诊断为无尘肺（0+），属疑似职业病病人。徐某找A公司协商要求撤销《解除劳动关系协议书》未果，于2010年1月向某县劳动争议仲裁委员会提出仲裁申请，2010年5月13日，该仲裁委员会裁决：A公司与徐某之间解除劳动关系的协议无效。

该裁决书送达后，A公司不服，向法院提起诉讼。法院审理后认为徐某在A公司工作期间，长期从事磨浮给料破碎工作，属于从事接触职业病危害作业的劳动者。A公司虽然在与徐某签订解除劳动关系协议前，按照法律规定对其进行了离岗时职业健康检查，但是，在健康检查报告尚未作出、徐某对其身体健康状况不知情的情形下，A公司就与徐某签订了解除劳动关系协议，并在体检报告作出后隐瞒事实真相，不如实告知其体检结果。A公

司在徐某离岗但职业健康检查结果尚未作出时就与其解除劳动关系，违反了国家法律的强制性规定，在有关鉴定机构作出徐某属尘肺病观察对象的结论后，A公司还坚持认为解除劳动关系的行为合法有效，A公司的上诉请求不但与法律规定相悖，而且有违社会公德。根据有关法律规定，判决A公司与徐某签订的《解除劳动关系协议书》无效，A公司与徐某之间的劳动关系存在，并要求A公司在判决生效后15日内对徐某重新予以安置。

特别提示：《中华人民共和国劳动合同法》第四十二条规定，从事接触职业病危害作业的劳动者未进行离岗前职业健康检查，或者疑似职业病病人在诊断或者医学观察期间，用人单位不得解除劳动合同。因此，用人单位在与员工解除劳动合同之前要按照法律强制性规定安排员工进行离岗时职业健康检查并将结果如实告知员工，如发现有疑似职业病者需要进一步申请职业病诊断，并根据诊断结果妥善安置。否则，解除劳动合同的行为无效。

（资料来源：徐启强与鑫元公司劳动争议纠纷一案（离岗前健康检查结果告知）. 西祠胡同网［2012－05－27］. http：//www. xici. net/d166117952. htm. ）

6 防护设施

职业病危害防护设施能消除或者降低工作场所的职业病危害因素的浓度或强度，减少职业病危害因素对劳动者健康的损害或影响。其类型包括防尘、防毒、防噪声、防振动、防辐射等防护设施。

《职业病防治法》第二十三条第一款规定：用人单位必须采用有效的职业病防护设施。第二十六条第三款规定：用人单位应当对职业病防护设备进行经常性的维护、检修，定期检测其性能和效果，确保其处于正常状态，不得擅自拆除或者停止使用。

违反上述规定者，可被处以五万元以上二十万元以下的罚款；情节严重的，将被责令停止产生职业病危害的作业，或者被提请有关人民政府按照国务院规定的权限责令关闭。

6.1 职业病防护设施台账

建立职业病防护设施台账有利于掌握防护设施的本底情况，加强对防护设施的日常管理，降低职业病发生的风险。用人单位应配备符合要求的职业病危害防护设施，并建立职业病防护设施台账。台账包括设备名称、型号、生产厂家名称、主要技术参数、安装部位、安装日期、使用目的、防护效果评价、使用和维修记录、使用人、保管责任人等内容。职业病防护设施台账应有专人负责保管，定期更新，并应制定借阅登记制度。

6.2 职业病防护设施配备

用人单位应根据生产工艺和粉尘、毒物特性，参照《工业企业设计卫生标准》（GBZ 1—2010）和《工作场所防止职业中毒卫生工程防护措施规范》（GBZ/T 194—2007）等规定设计相应的防尘、防毒通风控制措施，确保作业场所职业病危害因素的浓度或强度符合国家职业卫生标准。

6.2.1 防尘、防毒设备基本要求

（1）对产生粉尘、毒物的生产过程和设备（含露天作业的工艺设备），应优先采用机械化和自动化，避免直接人工操作。为防止物料跑、冒、滴、漏，其设备和管道应采取有效的密闭措施，密闭形式应根据工艺流程、设备特点、生产工艺、安全要求及便于操作、维修等因素确定，并应结合生产工艺采取通风和净化措施。对移动的扬尘和逸散毒物的作业，应与主体工程同时设计移动式轻便防尘和排毒设备。

（2）对于逸散粉尘的生产过程，应对产尘设备采取密闭措施；设置适宜的局部排风除尘设施对尘源进行控制；生产工艺和粉尘性质可采取湿式作业的，应采取湿法抑尘。当湿式作业仍不能满足卫生要求时，应采用其他通风、除尘方式。

（3）通风系统的组成及其布置应合理，能满足防尘、防毒的要求。容易凝结蒸气和聚积粉尘的通风管道、几种物质混合能引起爆炸、燃烧或形成危害更大的物质的通风管道，应设单独通风系统，不得相互连通。

（4）采用热风采暖、空气调节和机械通风装置的车间，其进风口应设置在室外空气清洁区并低于排风口，对有防火防爆要求的通风系统，其进风口应设在不可能有火花溅落的安全地点，排风口应设在室外安全处。相邻工作场所的进气和排气装置，应

合理布置，避免气流短路。

（5）下列三种情况不宜采用循环空气：

1）空气中含有燃烧或爆炸危险的粉尘、纤维，含尘浓度大于或等于其爆炸下限的25%时。

2）对于局部通风除尘、排毒系统，在排风经净化后，循环空气中粉尘、有害气体浓度大于或等于其职业接触限值的30%时。

3）空气中含有病原体、恶臭物质、有害物质浓度可能突然增高或挥发到空气中的毒物有蓄积作用可致慢性中毒（如正己烷）的工作场所。

（6）散发有毒有害物质的作业场所，应用密闭的方法防止毒物逸散，在密闭不严或不能密闭之处，应安装通风排毒设施维持负压操作，并将逸散的毒物排出。

（7）采取集中空调系统的车间，其换气量除满足稀释有毒有害气体需要量，保持冷、热调节外，系统的新风量不应低于30 m^3/（h·人）。可能突然逸出大量有害物质或易造成急性中毒或易燃易爆的化学物质的作业场所，换气次数应不少于12次/小时。

（8）有毒气体被吸入排毒罩口的过程，不应通过操作者的呼吸带，排毒要求控制风速为0.25～3.00 m/s，常用者为0.5～1.5 m/s。管道风速采用8～12 m/s。

（9）产生剧毒物质车间的排风系统和一般车间的排风系统应分开；输送含有剧毒气体的正压风管，不得通过其他房间。

6.2.2 放射防护设施基本要求

国际放射防护委员会提出了放射防护的三项基本原则：放射实践的正当化、放射防护的最优化和个人剂量限制。其中，个人剂量限制是必须保证个人所受的放射性剂量不超过规定的相应限值。个人剂量限制是强制性的，必须严格遵守。存在放射性工作场所的用人单位应当按照《电离辐射防护与辐射源安全基本标准》（GB 18871—2002）等规范的要求，落实电离辐射防护措施，切实保护操作者本人及周围人群免受辐射损伤。

6.3 职业病防护设施的有效性

职业病防护设施有效性是指设施符合产品自身的质量标准，应该是经过国家质量监督检验合格的正规产品；设施符合特定使用场所职业病防护要求，能消除或降低职业病危害因素对劳动者健康的影响。

职业病防护设施的有效性经常要通过现场检测才能进行判定。采取防护措施后，工作场所职业病危害因素的浓度或强度符合国家卫生标准则为有效，否则，应进行整改。用人单位应委托具有相应资质的职业卫生技术服务机构，每年至少进行一次职业病危害因素检测，并根据检测报告判定职业病防护设施的有效性。

6.4 职业病防护设施的检测和维护

为了确保职业病防护设施能够保持正常运转，保持防护设施的有效性，用人单位应建立防护设施的检测和维护制度，保证责任到位，有人负责，定期检测其性能和效果。每天上班之前应有人检查防护设施是否能正常运转，及时维护，并有日常运转、检测和维护记录。

7 个人防护

个人防护用品是指为使劳动者在生产过程中免遭或减轻事故伤害和职业危害而提供的个人随身穿（佩）戴的用品。

《职业病防治法》第二十三条规定：用人单位必须为劳动者提供个人使用的职业病防护用品。用人单位为劳动者个人提供的职业病防护用品必须符合防治职业病的要求；不符合要求的，不得使用。第二十六条第三款规定：对个人使用的职业病防护用品，用人单位应当进行经常性的维护、检修，定期检测其性能和效果，确保其处于正常状态，不得擅自拆除或者停止使用。

违反上述规定者，可被处以五万元以上二十万元以下的罚款；情节严重的，将被责令停止产生职业病危害的作业，或者被提请有关人民政府按照国务院规定的权限责令关闭。

7.1 个人防护用品采购

用人单位应该根据本单位职业病危害因素和接触人数，参照《个体防护装备选用规范》（GB/T 11651—2008）要求，制订个人防护用品采购计划，并将此项费用纳入年度职业病防治经费中。用人单位采购的个人防护用品，要有生产许可证、产品合格证和特种劳动防护用品安全标志以及产品说明书。

职业病防护用品采购发票复印件应及时存放至职业卫生档案中。

7.2 个人防护用品配备标准

用人单位应参照《个体防护装备选用规范》（GB/T 11651），结合本单位职业病危害因素的情况选择符合要求的个人防护用品。常用的有如下两种：

（1）口罩/面罩（防有机气体、防尘、防酸碱）。对有机气体的防护，应选择活性炭口罩/面罩，如 3M 8577 型防护口罩；对粉尘的防护，若粉尘性质为非油性颗粒物，可选择 N、R、P 系列防尘口罩，如焊锡、熔铅作业产生的铅烟防护可使用 3M 8233、8512、8514 型防护口罩；粉尘性质为油性颗粒物，可选择 R、P 系列防尘口罩，如 3M 8247 型防护口罩；对酸性气体的防护可选择 3M 8576 型防护口罩；在多种危害共存的环境下，应选择具有多重防护效果的口罩/面罩，如 3M 8576 型防护口罩可用于防护酸性气体和油性颗粒物，3M 8577 型防护口罩可用于防护有机气体和非油性颗粒物。

（2）护耳器。8 小时等效噪声强度≥85 dB（A）的为噪声作业，劳动者在此环境下作业须佩戴护耳器。8 小时等效噪声强度≤95 dB（A）的，须佩戴降噪值（NRR）至少为 25 dB（A）的护耳器；8 小时等效噪声强度 >95 dB（A）且≤105 dB（A）的，须佩戴 NRR 至少为 30 dB（A）的护耳器。

7.3 个人职业病防护用品发放登记

用人单位在发放个人职业病防护用品时应做相应的记录，包括发放时间、工种、个人职业病防护用品名称和数量、领用人或代领人签字等内容。

7.4 个人防护用品正确佩戴方法

正确使用个人防护用品，是保障劳动者人身安全与健康的重

要措施，也是保障企业安全生产的基础。

7.4.1 工作场所有毒有害因素不超标还需要佩戴个人防护用品吗?

有毒有害因素不超标是指工作场所有毒有害因素的浓度或强度符合职业接触限值，而职业接触限值是指劳动者在职业活动过程中长期反复接触，对绝大多数接触者的健康不引起有害作用的容许接触水平。有毒有害因素不超标是否还要佩戴个人防护用品，要分两种情况：一是如果工作场所的毒物（如甲苯、二甲苯、丙酮、异丙醇等）没有明确的慢性效应或致癌致畸致突变作用，不诱发过敏反应的毒物，只要不超标，就可以认为是安全的作业环境，可以不使用个人防护用品。二是如果工作场所的尘毒（如苯、正己烷、三氯乙烯、铬、矽尘等）有明确的慢性效应或致癌致畸致突变作用，或者有诱发过敏反应作用，就算不超标，只要有接触，建议坚持使用个人防护用品。如果毒物或粉尘的浓度低于检出限，吸入人体的量非常少，可以不佩戴个人防护用品，没有必要过度防护。此外，噪声强度在 80 dB 以上，如果长期接触，仍需使用耳塞或耳罩。

7.4.2 防护口罩的正确佩戴

（1）单次使用型：

1）戴上口罩，鼻位部分在上，紧贴面部。

2）将上端头带拉上，放于头后，跟着把下端头带拉过颈后，置于颈背。

3）将指尖置于金属鼻位部分顶端，向内按压直至该部分压成鼻梁形状为止。

4）以双手盖着口罩，大力呼气。如感觉空气从口罩边流出，则表示佩戴不当，必需重新调整及重复佩戴程序。

5）工作完毕后，将口罩放在适当的地方，若遇口罩破烂，或佩戴后感到呼吸困难，则应更换一个新的口罩。

（2）滤罐式半面型：

1）戴上口罩，鼻位部分在上，头带调整至适当位置才扣上。

2）拉紧头带尾部以调整松紧度（注意：切勿拉得过紧）。

3）正压测试——用掌心遮盖排气活门盖，慢慢呼气。若发现空气从口罩边沿溢出，则代表佩戴不当。

4）负压测试——以掌心遮盖塑料盖口，慢慢吸气，再闭气5～10秒。佩戴正确则感到口罩微凹，否则便不能达此效果，说明佩戴有问题。

5）这类口罩需由有相关经验及知识的人员作定期检查及修理。

7.4.3 听力保护器的正确佩戴

（1）耳塞的正确使用：

1）各种耳塞在佩戴时，要先将耳廓向上提拉，使耳道呈平直状态，然后手持耳塞柄，将耳塞帽体部分轻轻推向外耳道内，并尽可能地使耳塞体与耳道相贴合。但不要用劲过猛、过急或插得太深，以自我感觉适度为宜。

2）佩戴后感到隔声不佳时，可将耳塞稍事缓慢转动，调整到效果最佳的位置为止。如果经反复调整仍然效果不佳，应考虑改用其他型号规格的耳塞试用。

3）佩戴泡沫塑料耳塞时，应将其搓成锥体后再塞入耳道，让塞体自行回弹，充满耳道。

4）佩戴硅橡胶自行成形的耳塞，应分清左右塞，不能弄错；插入耳道时，要轻微转动放正位置，使之紧贴耳道腔。

（2）耳罩的正确使用：

1）使用耳罩时，应先检查罩壳有无裂纹和漏气现象，佩戴时应注意顺着耳廓的形状。

2）佩戴耳罩时，将连接弓架放在头顶适当位置，尽量使耳罩软垫圈与周围皮肤相互密合，如不合适，应轻微移动耳罩或弓架，将其调整到合适位置。

8 教育培训

职业健康教育培训的对象包括用人单位主要负责人、职业健康管理人员和接触职业危害作业的劳动者。《国家安全监管总局办公厅关于加强职业健康培训工作的通知》（安监总厅安健〔2011〕118 号）规定：职业健康培训工作实行分级分类原则，国家安全监管总局负责省级安全监管部门职业健康监管人员的培训、考核工作；组织、指导中央企业的总公司、总厂、集团公司的主要负责人和职业健康管理人员的培训、考核工作；指导并监督检查全国用人单位职业健康培训工作。省级安全监管部门负责市、县两级安全监管部门职业健康监管人员的培训、考核工作；组织、指导和监督省属企业、所辖区域内中央企业的分公司、子公司及其所属单位的主要负责人和职业健康管理人员的培训、考核工作；指导并监督检查本地区用人单位职业健康培训工作。市、县两级安全监管部门组织、指导和监督本行政区域内除中央企业、省属企业以外的其他用人单位的主要负责人和职业健康管理人员的培训、考核工作；指导并监督检查本地区用人单位职业健康培训工作。

8.1 主要负责人和职业卫生管理人员的培训

8.1.1 法律要求

《职业病防治法》第三十五条："用人单位的主要负责人和职业卫生管理人员应当接受职业卫生培训，遵守职业病防治法律、法规，依法组织本单位的职业病防治工作。"违反上述规定者，主要负责人、职业卫生管理人员未接受职业卫生培训，可被处五千元以上二万元以下的罚款。

8.1.2 实施要点

存在职业病危害的用人单位主要负责人、职业卫生管理人员应按照上述要求，定期接受职业卫生监督管理部门组织的职业卫生培训。培训内容以《职业健康监督管理培训教材》为重点，内容包括：①职业卫生相关法律、法规、规章和国家职业卫生标准；②职业病危害预防和控制的基本知识；③职业卫生管理相关知识等。

《国家安全监管总局办公厅关于开展职业健康"百千万"培训工程的通知》（安监总厅安健〔2011〕156号），要求对石棉、石英砂、木质家具制造等行业的培训对象进行培训，经考核合格后，培训单位应向培训对象分别颁发"企业主要负责人职业健康培训合格证书"和"企业职业健康管理人员培训合格证书"，证书式样由国家安全监管总局统一制定。

8.2 员工职业卫生培训

8.2.1 法规要求

《工作场所职业卫生监督管理规定》（国家安全生产监督管理总局令第47号）第十条："用人单位应当对劳动者进行上岗前的职业卫生培训和在岗期间的定期职业卫生培训，普及职业卫生知识，督促劳动者遵守职业病防治的法律、法规、规章、国家

职业卫生标准和操作规程。用人单位应当对职业病危害严重的岗位的劳动者，进行专门的职业卫生培训，经培训合格后方可上岗作业。因变更工艺、技术、设备、材料，或者岗位调整导致劳动者接触的职业病危害因素发生变化的，用人单位应当重新对劳动者进行上岗前的职业卫生培训。”违反上述规定的，可被处十万元以下的罚款。

8.2.2 实施要点

用人单位应严格落实先培训后上岗制度，必须组织对接触职业病危害因素的劳动者进行职业卫生培训，培训对象包括新入职的劳动者、在岗期间的劳动者、转岗和重新上岗的劳动者。目前，企业全员安全教育培训的内容基本上已经涵盖了职业卫生培训。用人单位要严格执行企业全员安全教育培训制度，对新上岗的从业人员要按照有关规定进行强制性安全培训，保证其具备本岗位安全操作、职业病危害防治、自救互救以及应急处置所需的知识和技能。矿山、危险物品等高危企业要对新职工进行至少72学时的安全培训，建筑企业要对新职工进行至少32学时的安全培训、每年进行至少20学时的再培训；非高危企业新职工上岗前要经过至少24学时的安全培训，每年进行至少8学时的再培训。

用人单位调整职工岗位或者采用新工艺、新技术、新设备、新材料的，也要进行专门的安全培训。危害严重岗位上的特种作业人员的培训工作按照《特种作业人员安全技术培训考核管理规定》执行，除特种作业人员外的劳动者培训由用人单位自行组织实施。

用人单位对员工的职业卫生培训内容可参照《职业健康监督管理培训教材》，主要包括：①职业卫生相关法律、法规、规章和国家职业卫生标准；②职业病危害预防和控制的基本知识；③职业卫生管理制度和操作规程；④典型案例分析等。

用人单位应将对员工培训的记录及测试结果整理归档。

案例6 好心办坏事，无知酿事故

1999年8月9日，深圳某橡胶制品厂一名工人因双腿无力、行动不便住院，疑与职业有关。区卫生部门介入后调查得知，该厂近2个月已出现18例类似手麻、脚麻、四肢酸软无力、行走不便患者，其中5名女工因病情严重而离厂回家，这5名女工均是被搀扶或被背着上车，其余13名工人起病后仍然留在厂内，部分被调换了工种。患者均为外省女工，同车间、同工种，年龄18～38岁，接触工龄2～16个月，最终18名患者全部被诊断为“职业性慢性正己烷中毒”。

发病工人均为该厂印刷部擦皮车间的擦皮工，该车间面积约18 m^2，高约2.8 m，为中央空调环境，空调机回风口设在车间内，形成车间空气内循环，缺乏通风排毒设施。擦皮车间分两班作业，每班5～6人，使用“去渍油”手工擦去硅胶上的油迹，每人每天使用量5～6 kg，每天工作11小时，操作时没有戴防毒口罩。

经检测，该厂使用的“去渍油”主要成分为正己烷等低碳烷烃，擦皮车间6个空气样品监测结果显示：车间空气正己烷浓度范围32.7～1 232.2 mg/m^3，平均520.0 mg/m^3，擦皮作业场所正己烷超出国家标准。

造成本次事件的主要原因是作业场所通风不良导致正己烷超标所致。据调查，该厂擦皮工种在1994年办厂时已设立，至1998年10月一直在一楼大车间内作业，大车间采用自然通风，一直未发生事故。1998年10月，该厂员工要求改善劳动条件，要求厂方提供空调车间，为了满足员工的“合理”要求，厂方随后将该工种搬至二楼面积仅18 m^2的独立空调房，空调房缺乏局部通风排毒设施由于正己烷无特殊刺激性气味，作业场所浓度超标也毫无感觉，导致6个月后大批员工发生慢性中毒。厂方之所以会做出如此错误的决定，主要原因在于厂方管理人员的职业病防治知识匮乏，对正己烷的职业危害特点和防治措施一无所知，最终“好心办成坏事，无知酿成了事故”。这起事故给员工造成了严重的健康损害，中毒员工最少要治疗1年才能完全康复，最长的一例治疗了5年，厂方经济损失十分严重。

特别提示：培训是预防职业病最好的手段之一，可以起到事半功倍的效果。用人单位要主动安排管理人员参加职业卫生知识培训，并组织好对员工的相关培训工作。只有掌握了基本的职业病防护知识，落实预防措施才能成为管理者和员工的自觉行动。

9 健康监护

职业健康监护是以预防为目的，根据劳动者的职业接触史，通过定期或者不定期的医学健康检查和健康相关资料的收集，连续性地监测劳动者的健康状况，分析劳动者健康变化与所接触的职业病危害因素的关系，并及时地将健康检查和资料分析结果报告给用人单位和劳动者本人，以便及时采取干预措施，保护劳动者健康。职业健康监护主要包括职业健康检查和职业健康监护档案管理等内容。职业健康检查包括上岗前、在岗期间、离岗时和离岗后医学随访以及应急健康检查。

9.1 上岗前、在岗期间、离岗时的职业健康检查

9.1.1 法律要求

《职业病防治法》第三十六条规定：“对从事接触职业病危害的作业的劳动者，用人单位应当按照国务院安全生产监督管理部门、卫生行政部门的规定组织上岗前、在岗期间和离岗时的职业健康检查，并将检查结果书面告知劳动者。职业健康检查费用由用人单位承担。”违反上述规定者，可被处以五万元以上十万元以下的罚款。

《职业病防治法》第三十七条规定：“用人单位应当为劳动者建立职业健康监护档案，并按照规定的期限妥善保存。”违反

上述规定者，可被处以五万元以上十万元以下的罚款。

9.1.2 实施要点

用人单位是落实职业健康监护工作的责任主体，应当做好以下几方面的工作：

（1）制订职业健康检查工作计划。《职业健康监护管理办法》和《职业健康监护技术规范》规定用人单位必须制订职业健康监护年度工作计划。这是对用人单位的一项强制性规定，也是顺利开展职业健康监护的前提和基础。用人单位可在每年的固定月份制订本年度或下年度的职业健康检查工作计划。

（2）确定职业健康检查种类。职业健康监护的目的在于发现职业禁忌证，避免职业病的发生，或者早期发现职业健康损害，以便采取干预措施。因而，用人单位组织进行职业健康检查应当包括上岗前、在岗期间、离岗时职业健康检查和离岗后医学随访、应急职业健康检查等。

（3）确定检查对象、机构和检测项目。用人单位组织需要进行职业健康检查的劳动者进行职业健康检查时，应当选择经省级卫生行政部门批准的具有职业健康检查资质的医疗卫生机构。为了系统地对劳动者进行职业健康监护，用人单位可选择相对固定的职业健康检查机构负责本单位的职业健康监护工作。用人单位委托职业健康检查机构进行职业健康检查要签订委托协议书，内容包括接触职业病危害因素种类、接触人数、健康检查的人数、检查项目和检查时间、地点等。用人单位在委托职业健康检查机构对本单位接触职业病危害的劳动者进行职业健康检查时，应提供以下材料：用人单位的基本情况；工作场所职业病危害因素种类和接触人数、职业病危害因素检测的浓度或强度资料；产生职业病危害因素的生产技术、工艺和材料；职业病危害防护设施，应急救援设施及其他有关资料。

（4）职业健康检查结果处理。

1）及时将职业健康检查结果及职业健康检查机构的建议如实告知劳动者。

2）根据职业健康检查报告，针对不同情况采取各项有效防治措施，控制和消除职业病危害造成或者可能造成的损害。

3）履行保密义务，保护劳动者的健康隐私权。

4）向当地职业卫生监督管理部门报告疑似职业病和确诊职业病的有关信息，职业病患者的有关信息还应向劳动和社会保障部门报告。

（5）建立职业健康监护档案和管理档案。劳动者职业健康监护档案包括：劳动者职业史、既往史和职业病危害接触史；相应工作场所职业病危害因素监测结果；职业健康检查结果及处理情况；职业病诊疗等健康资料。用人单位职业健康监护管理档案包括：职业健康监护委托书；职业健康检查结果报告和评价报告；职业病报告卡；用人单位对职业病患者、患有职业禁忌证者和已出现职业相关健康损害劳动者的处理和安置记录；用人单位在职业健康监护中提供的其他资料和职业健康检查机构记录整理的相关资料；职业卫生监督管理部门要求的其他资料。

9.1.2.1　上岗前的职业健康检查

用人单位与员工订立劳动合同（含聘用合同，下同）时，应当将工作过程中可能产生的职业病危害因素及其后果、职业病防护措施和待遇等如实告知员工。

用人单位应当组织上岗前的职业健康检查，并建立劳动者职业健康监护档案和用人单位职业健康监护管理档案，应有专人对档案的收集、整理和归档进行严格管理，并按规定妥善保存，保障档案的完整性、保密性。

上岗前职业健康检查的主要目的是发现有无职业禁忌证，根据检查结果，评价劳动者是否适合拟从事工种的工作。

上岗前职业健康检查为强制性职业健康检查，应在开始从事

有害作业前完成。检查对象包括：

（1）拟从事接触职业病危害因素作业的新录用人员，包括转岗到该种作业岗位的人员。

（2）拟从事有特殊健康要求作业的人员，如高处作业、电工作业、职业机动车驾驶作业等。

根据拟从事岗位所存在的职业病危害因素确定上岗前职业健康检查的项目，发现有职业禁忌的，用人单位不得安排劳动者从事其所禁忌的作业。

案例7 入职未做岗前体检，发生矽肺企业担责

曾某于2004年5月29日进入深圳某表壳制品厂，被安排在烧弯岗位工作，2005年3月17日被调至磨玻璃岗位。烧弯岗位是利用高温将磨好的玻璃加热变形，磨玻璃工作是将切割好的玻璃用打磨机打磨，在打磨的过程中采用湿式作业。2005年4月3日患者因咳嗽想辞工回家，厂方安排其去医院检查身体，患者于4月4日到西乡人民医院检查，初步怀疑为肺结核。次日到宝安区慢性病防治院复查（痰结核杆菌3次检查呈阴性），医生排除了肺结核。患者按医生建议于4月7日转至宝安区疾病预防控制中心进行职业健康检查，初步怀疑为尘肺病，患者又被建议到广东省职业病防治院治疗、诊断。2005年7月19日，广东省职业病防治院诊断其为矽肺Ⅱ期。

该员工入职不足1年就被诊断为矽肺Ⅱ期，且从事粉尘岗位工作时间不足1个月，同工种员工均未见发病，原因在哪？经调查发现，患者1993—1998年期间曾在贵阳市3家私人小煤矿工作，长期接触粉尘，在进入该表壳制品厂前未进行职业健康检查，不排除患者在煤矿工作期间已患尘肺的可能。

特别提示：按照《职业病防治法》相关规定，用人单位未

安排员工进行上岗前职业健康检查而诊断为职业病的，在没有证据表明是先前工作企业责任的前提下，后续企业须负责提供职业病病人所应享受的职业病待遇及承担赔偿责任。提示企业在招收员工时，必须进行相应的职业健康检查，避免承担不必要的责任。

9.1.2.2 在岗期间的职业健康检查

从事职业病危害作业的劳动者，应按规定进行在岗期间的定期健康检查。

定期职业健康检查的目的主要是早期发现职业病患者、疑似职业病患者或劳动者的其他健康异常改变；在岗期间的职业健康检查要定期进行，根据检查结果，评价劳动者是否适合继续从事该工种的作业。通过对劳动者进行在岗期间的职业健康检查，可以在早期发现健康损害，及时治疗，减轻职业病危害后果，减少用人单位经济损失和社会负担。

检查对象包括直接接触职业病危害因素的劳动者；虽不是直接接触职业病危害因素，但由于作业场所未隔开，防护设施未到位，导致与直接接触的劳动者同样或几乎同样接触的劳动者。

定期健康检查的项目及周期根据不同职业病危害因素的性质、工作场所有害因素的浓度或强度、目标疾病的潜伏期和防护措施等因素决定。用人单位定期组织劳动者进行在岗期间的职业健康检查，体检项目与体检周期应满足《职业健康监护技术规范》（GBZ 188—2007）、《放射工作人员职业健康监护技术规范》（GBZ 235—2011）标准要求。

案例8 佛山市一家首饰厂发生群体性尘肺病事件

佛山市张槎镇一家首饰厂从事玻璃首饰的生产，使用的主要原料为石英砂，10 多年来，每年都有安排员工进行一般性身体

检查（没有拍X线胸片），结果均为“正常”。2005年2—3月，有员工自费到广州有关医院检查，被诊断为疑似尘肺病。消息传开后，该厂员工为进一步申请职业病检查与厂方发生争执，2005年3月15—17日一连3天，3 500名员工因拒绝返回工作岗位而与厂方对峙，甚至于3月16日集体上路致使高速公路路口堵塞而一度关闭。当地警方出动两三百名警力，在工厂坚守以防止事态扩大。

该事件引起了当地政府、卫生与劳动部门以及国务院等国家有关部门的高度重视。在各个部门的努力协调下，该厂开始将接触粉尘员工1 360人送往佛山和广州两地职业病诊断机构进行体检，X线胸片显示有数百人肺部异常。自2005年至今，共计171名工人被确诊为尘肺病。公司已拿出2 000万元对工人作出赔偿。

这起事件使公司陷入困境。2010年12月17日，公司向佛山市政府有关部门提交了停产申请，申请理由是：自2005年3月份开始，该公司遭遇了职业病潮、金融风暴、员工工潮、价格暴跌、客源流失、设备发展局限等种种打击，一直以来每月平均亏损500万元，生产经营难以维系。公司经过考虑，与公司工会沟通，佛山工厂计划于2011年1月21日正式停止生产，解散员工。

这起事件的教训之一就是要按照规范开展职业健康监护工作。这家首饰厂10多年来每年所组织的体检，只做一般性检查，而职业性检查项目实际上并无开展，如接尘工人只做透视，没有按规定拍摄高仟伏X线胸片，粉尘引起的职业损害不可能在透视下被发现，难怪体检结果年年都为“正常”。如果从一开始就在在岗期间的体检中加拍X线胸片，及早发现和处理尘肺患者，就不会酿成集体性尘肺事故并发展到不可收拾的局面。

特别提示：用人单位在组织员工进行职业健康检查时，一定要预先了解职业病危害因素的接触情况，落实好相应必检项目；特别要选择具备“职业健康检查机构资质”的机构进行检查，以确保体检的效果。

9.1.2.3 离岗时的职业健康检查

职业病危害因素的慢性健康影响有较长的潜伏期，在脱离接触后仍有可能发生职业病，或脱离接触后已患职业病仍可能变化，需进行随访医学检查。尘肺病患者在离岗后需进行随访医学检查。

法律规定：从事接触职业病危害作业的劳动者未进行离岗前职业健康检查，用人单位不得解除劳动合同。

用人单位应组织离岗时的职业健康检查，主要目的是了解员工离开工作岗位时的健康状况，以分清健康损害的责任。凡在岗期间开展定期健康监护的员工，在准备调离或脱离所从事的职业病危害的作业或岗位前，应进行离岗时健康检查。

用人单位应当在30日内对准备脱离所从事的职业病危害作业或岗位的员工进行离岗时的职业健康检查，如最后一次在岗期间的健康检查是在离岗前90日内，可视为离岗时检查。

如果员工不愿意接受职业健康检查，应有书面签字证明其自愿放弃这项权利。

案例9 不做离岗时职业健康检查留下后患

深圳某投资公司于2004年12月正式受让某石场，转让协议上注明公司将接收石场的全部员工，并承担员工的工资及各种福利。被转让的石场成立于2002年8月，主要生产碎石。工艺流程为：风钻→爆破→挖掘、装载→破碎→成品。生产过程中存在粉尘、噪声等职业病危害，粉尘危害较严重的岗位是爆破和碎石守机口。

该投资公司接手石场后保留了爆破、挖掘、装载、破碎等生产工艺继续生产碎石，另对原石场开采面进行整治复绿。2005年7月起陆续有员工因出现咳嗽、胸闷等不适到卫生监督部门投诉，要求进行体检。在当地卫生监督部门的督促下，该公司将72名员工安排到预防保健所进行职业健康检查，发现12名可疑尘肺病病人，后经广东省职业病防治院确诊为尘肺病。

由于原石场在与接尘员工解除劳动合同时未安排员工做职业健康检查，属于非法解除劳动合同。而投资公司接收石场时未安排员工进行上岗前体检，也存在违法行为。而这些尘肺病人发现病情均在受让后7个月，造成员工尘肺病的责任难以界定。后经双方协商，原石场老板给予投资公司一定的经济补偿，用于妥善安置这批患病的员工。

特别提示：法律明确规定，接触有毒有害的员工未进行离岗时职业健康检查，用人单位不得解除或终止与员工签订的劳动合同。为了员工的健康，同时避免日后产生法律纠纷，用人单位要履行好法律规定的这项义务。

9.1.2.4 职业病病人、疑似职业病病人的管理

用人单位应当及时安排对疑似职业病病人进行诊断；在疑似职业病病人诊断或者医学观察期间，不得解除或者终止与其订立的劳动合同。疑似职业病病人在诊断、医学观察期间的费用，由用人单位承担。

用人单位应当保障职业病病人依法享受国家规定的职业病待遇，安排职业病病人进行治疗、康复和定期检查，对不适宜继续从事原工作的职业病病人，应当调离原岗位，并妥善安置。

职业病病人的诊疗、康复费用，伤残以及丧失劳动能力的职业病病人的社会保障，按照国家有关工伤保险的规定执行。劳动者被诊断患有职业病，但用人单位没有依法参加工伤保险的，其医疗和生活保障由该用人单位承担。

9.2 职业禁忌证的管理

9.2.1 法律要求

《职业病防治法》第三十六条第二款："用人单位不得安排有职业禁忌的劳动者从事其所禁忌的作业，对在职业健康检查中发现有与所从事的职业相关的健康损害的劳动者，应当调离原工作岗位，并妥善安置。"违反上述规定者，可被处以五万元以上三十万元以下的罚款。

9.2.2 实施要点

职业禁忌是指劳动者从事特定职业或者接触特定职业病危害因素时，比一般职业人群更易于遭受职业病危害和罹患职业病，或者可能导致原有自身疾病病情加重，或者在从事作业过程中诱发可能导致对他人生命健康构成危险的疾病的个人特殊生理或者病理状态。

常见职业病危害因素的职业禁忌如下：

（1）铅及其无机化合物：贫血，卟啉病，多发性周围神经病。

（2）苯、甲苯、二甲苯：血常规检出异常者，造血系统疾病如各种类型的贫血、白细胞减少症和粒细胞缺乏症、血红蛋白病、血液肿瘤以及凝血障碍疾病等，脾功能亢进。

（3）1，2－二氯乙烷：中枢神经系统器质性疾病，慢性肝炎，慢性肾炎，心肌病。

（4）正己烷：多发性周围神经病，糖尿病。

（5）三氯乙烯：慢性肝炎，慢性肾炎，过敏性皮肤病，中枢神经系统器质性疾病。

（6）矽尘：活动性肺结核病、慢性阻塞性肺病，慢性间质性肺病，伴肺功能损害的疾病。

（7）噪声：各种原因引起永久性感音神经性听力损失，Ⅱ

期和Ⅲ期高血压和器质性心脏病，中度以上传导性耳聋。

在上岗前职业健康检查中发现有职业禁忌的，用人单位不得安排劳动者从事其所禁忌的作业。于在岗期间职业健康检查中发现职业禁忌的，用人单位应当将劳动者调离原工作岗位，妥善安置，并建立相关调岗记录。

案例10 不调离职业禁忌证员工最终导致职业病

深圳某电器制造公司设有手工喷油车间，车间内设3台水帘式喷油柜，柜顶部设有抽风排毒系统，喷油岗位会接触到天那水、油漆。该公司作业场所空气检测报告中，手工喷油车间检出苯，浓度范围为0.5～2.0 mg/m^3，未超标。该公司每年均安排喷油工人进行职业健康检查。

员工张某于2000年入职，一直从事手工喷油工作。在2010年7月的在岗期间职业健康检查中，张某被查出“白细胞减少”，属于苯作业的职业禁忌证，技术服务机构要求对其进行复查并建议厂方先将其调离岗位。但患者觉得自己身体没什么问题，且该岗位工资要高点，拒绝了厂方调离的安排。厂方默许其继续从事原作业，未强行将其调离。2011年10月第二次在岗期间职业健康检查时发现患者白细胞仍然减少且血红蛋白异常，后经体检机构多次复查及职业病诊断、鉴定，最终诊断为慢性职业性苯中毒。

特别提示：职业禁忌者比一般职业人群更易于遭受职业病危害或者可能导致原有自身疾病病情加重。发现职业禁忌应该及时调离，这是法律的要求，也是对职业禁忌者的保护。本案例提示用人单位要依法依规履行好对特殊员工的健康监护义务，发现问题要科学处置，心存侥幸迟早会出问题。

9.3 为劳动者提供职业健康监护档案复印件

9.3.1 法律要求

《职业病防治法》第三十七条第三款："劳动者离开用人单位时，有权索取本人职业健康监护档案复印件，用人单位应当如实、无偿提供，并在所提供的复印件上签章。"违反上述规定者，可被处以五万元以上十万元以下的罚款。

9.3.2 实施要点

用人单位应当为员工建立职业健康监护档案，并按照规定的期限妥善保存。

劳动者或者其近亲属、劳动者委托代理人、执行公务的职业卫生监督检查人员有权查阅、复印劳动者的职业健康监护档案。用人单位不得拒绝或者提供虚假档案材料。

劳动者在离开用人单位时，有权向用人单位索取本人的职业健康监护档案的复印件。当劳动者索取健康监护档案复印件时，用人单位不得拒绝，要如实、无偿地提供给劳动者，用人单位也不能向劳动者提出不合理的要求、附加条件，如索要费用、刁难劳动者。为了确认所提供的健康监护档案的效力，用人单位应当在所提供的健康监护档案的复印件上签字、盖章。

9.4 应急职业健康检查和医学观察

9.4.1 法律要求

《职业病防治法》第三十八条："发生或者可能发生急性职业病危害事故时，用人单位应当立即采取应急救援和控制措施，并及时报告所在的安全生产监督管理部门和有关部门。对遭受或者可能遭受急性职业病危害的劳动者，用人单位应当及时救治、进行健康检查和医学观察，所需费用由用人单位承担。"违反上述规定者，可被处以五万元以上二十万元以下的罚款。

9.4.2 实施要点

当发生急性职业病危害事故时，对遭受或者可能遭受急性职业病危害的劳动者，应及时组织健康检查。依据检查结果和现场劳动卫生学调查，确定危害因素，为急救和治疗提供依据，控制职业病危害的继续蔓延和发展。

用人单位应制定本单位的急性职业病危害事故应急救援预案，并建立相关制度。

用人单位对遭受急性职业病危害的劳动者或者有可能遭受职业病危害的劳动者，一是要及时组织进行救护，及时将受到职业病危害的劳动者送到医疗机构进行治疗；二是要负责对劳动者进行健康检查；三是要负责将劳动者留在医疗机构进行医学观察；四是承担以上治疗、健康检查和医学观察的费用。用人单位要保存好劳动者的健康监护档案及劳动者进行诊治过程中各项费用的相关单据。

应急职业健康检查的对象为发生急性职业病危害事故时可能产生急性健康损害的劳动者。应急检查应在事故发生后立即开始。此外，从事可能产生职业性传染病作业的劳动者，在疫情流行期或近期密切接触传染源者，应及时开展应急健康检查，随时监测疫情动态。

9.5 禁止安排未成年工从事接触职业病危害的作业

9.5.1 法律要求

《职业病防治法》第三十九条：“用人单位不得安排未成年工从事接触职业病危害的作业。”违反上述规定者，可被处以五万元以上三十万元以下的罚款。

9.5.2 实施要点

未成年工是指年满 16 周岁、未满 18 周岁的劳动者。由于其生理发育尚未完全成熟，机体的防御功能 、解毒功能、修复功能不如成年人，接触职业病危害因素后，其危害后果更严重，更难康复，因此需要予以特殊保护。

任何组织和个人依照国家有关规定招收已满16周岁未满18周岁的未成年人的，应将工种、劳动时间、劳动强度和保护措施等在劳动合同里告知，并按国家有关规定执行。

用人单位不得安排未成年工从事矿山井下、第四级体力劳动强度、接触职业病危害和其他禁忌从事的工作。“接触职业病危害的作业”，包括接触粉尘、毒物、放射性物质等各种职业病危害因素的作业。

案例11 未成年女工命丧职业病危害作业岗位

一名17岁湖南籍女工小陆，2002年3月26日进入深圳某电子公司，进厂后一直在生产车间从事用三氯乙烯清洗线路板的工作，入厂23天后出现身体不适，以全身性过敏性皮疹为主要表现（图9-1），病情进行性加重，出现目赤、尿黄、厌油、纳差等肝损害表现。2002年5月8日，患者辞工离厂到西乡人民医院就诊并住院。因病情危重，5月11日转入广东省职业病防治院，入院后患者出现肝昏迷、多脏器出血，经抢救无效，于5月17日死亡。经检测，患者所在的清洗工作位三氯乙烯浓度范围为0.7～30.0 mg/m^3，未超标。

据调查，患者入厂前身体健康，体质较好，至发病离厂共在该厂工作43天，其他员工均未出现类似病例。

广东省职业病诊断鉴定委员会诊断结论为“职业性三氯乙烯致剥脱性皮炎（继发肝衰竭）”。患者发病和死亡的主要原因是由于三氯乙烯的致敏作用所引起，可能与患者特异体质有关。同时，患者所在岗位存在三氯乙烯，属于职业病危害作业岗位，但患者为一名仅17岁的未成年工，生理发育尚未完全成熟，机体的防御功能、解毒功能、修复功能均不如成年人，接触职业病危害因素后，其危害后果更加严重，更难康复，最终导致悲剧的发生。

本次事件厂方为其支付了医药费6.2万元（因进厂时间短，厂方未为其买工伤保险），民事赔偿死者家属20万元，还因违反《职业病防治法》受到行政处罚10万元，这是《职业病防治法》2002年5月1日刚实施时，深圳市第一宗违反该法的行政处罚案件。

特别提示：用人单位要切实履行对特殊人群的健康监护义务，不要安排未成年工从事有毒有害的作业。安全生产无小事，要多关注身边的特殊人群。

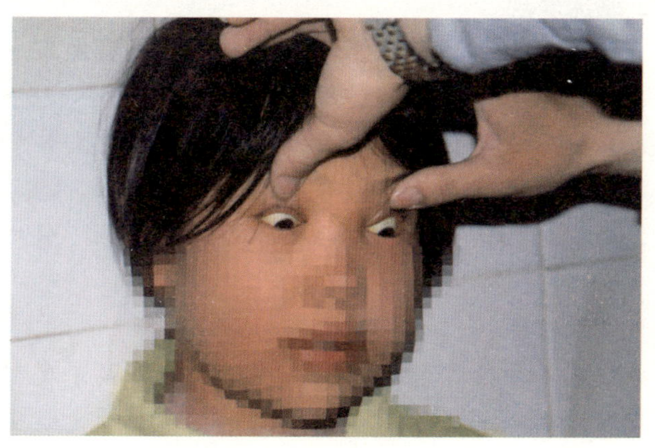

图9－1　三氯乙烯中毒患者出现严重皮肤和肝损害

特别提醒4　三氯乙烯职业损害及其预防

一、特性

三氯乙烯（trichloroethylene），英文缩写TCE，又称“三氯

水”、“洗板水”，法国“傲天 D6” 主要成分也是三氯乙烯。三氯乙烯为无色、易挥发的液体，有芳香气味，有优良的溶脂性能，清洗方便，效果好。

二、用途

三氯乙烯已广泛应用于电子、五金等行业的清洗工艺，如清洗线路板、不锈钢等。清洗设备常见的有超声波清洗机，直接利用手工擦洗的工种也不少见。

三、毒性

三氯乙烯中等毒性，属蓄积性溶剂，可引起严重过敏反应，导致全身皮肤损害、中毒性肝损害、心脏损害、视神经损害、猝死等。三氯乙烯免疫损害如果救治不及时，死亡率可高达50%，

四、临床表现

患者接触期多为 2～4 周发病，发病初期多有发高烧，继之出现全身性皮疹，有痒感；皮疹类型有剥脱性皮炎、多型红斑、大疱性表皮坏死松解症。临床表现以全身剥脱性皮炎和中毒性肝炎最为常见，起病类似“感冒”、“麻疹”或“过敏性皮炎”，易被误诊、延误治疗而导致严重后果，需引起警惕（图9－2、图9－3）。

五、发病机理

该病发病不存在剂量效应关系，即低浓度和高浓度都可以致过敏体质者发病。该病的发病机理未明，可能属于免疫反应，明显与特异体质有关，个体差异很大，同工种工人仅少数过敏体质者发病。

六、预防措施

由于目前医学上还无法筛选出对三氯乙烯过敏的特异体质者，给预防工作带来了很大的困难。但如果能针对三氯乙烯的过敏特性进行防护，可以将发病几率和损失降到最低。

（1）找替代。改用无毒或毒性更低的清洗剂，如水溶性清

洗剂等。我区已有多家工厂改用代用品。

（2）隔离。避免无关人员接触。

（3）禁止实行轮换制，以防敏感体质者轮到该岗位，导致严重后果。

（4）上岗后严密观察4～5周，如有过敏表现者，立即调离岗位、送医院治疗并向疾病预防控制部门报告；如接触期超过45天而无不良反应者，说明体质已适应，可继续本作业。

（5）张贴警示标识，提示危害特点。

（6）买工伤保险，以防万一。特别是在劳动者试用期间也要为其购买工伤保险，以防出现严重过敏反应所造成的惨重损失。

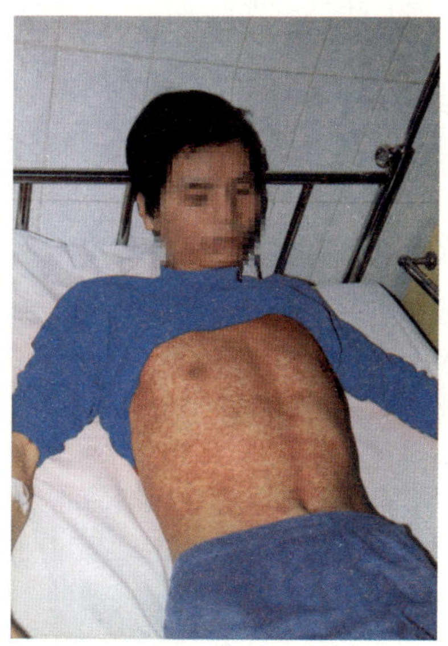

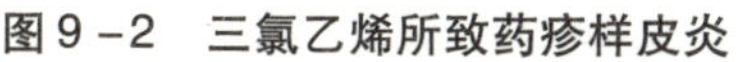
图9-2　三氯乙烯所致药疹样皮炎

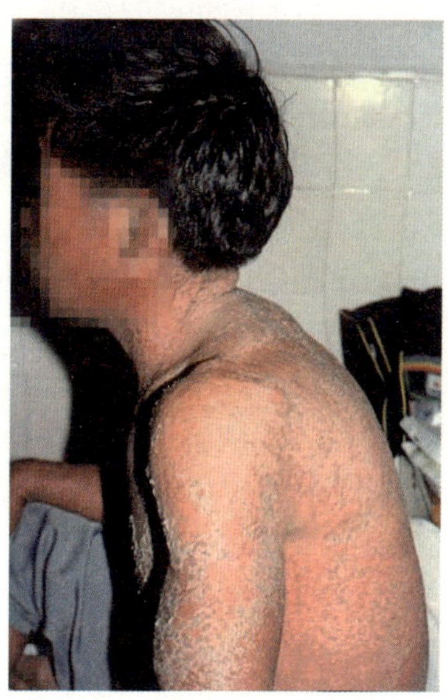

图9-3　三氯乙烯所致剥脱性皮炎

9.6 孕期、哺乳期的女职工职业危害作业管理

9.6.1 法律要求

《职业病防治法》第三十九条："用人单位不得安排孕期、哺乳期的女职工从事对本人和胎儿、婴儿有危害的作业。"违反上述规定者，可被处以五万元以上三十万元以下的罚款。

9.6.2 实施要点

孕期、哺乳期的妇女，由于处在特殊的生理状态，从事特定职业或者接触特定职业病危害因素时，比一般职业人群更易于遭受职业病危害，有些职业病危害因素甚至可能通过母体的血液、乳汁进入胎儿或婴儿体内，对胎儿或婴儿造成损害，导致流产、畸胎、先天缺陷和影响发育、成长等。因此，她们也需要予以特殊保护。

用人单位应当遵守女职工禁忌从事的劳动范围的规定。用人单位应当将本单位属于女职工禁忌从事的劳动范围的岗位书面告知女职工。

怀孕女职工禁忌从事的劳动范围包括：作业场所空气中铅及其化合物、汞及其化合物、苯、镉、铍、砷、氰化物、氮氧化物、一氧化碳、二硫化碳、氯、己内酰胺、氯丁二烯、氯乙烯、环氧乙烷、苯胺、甲醛等有毒物质浓度超过国家卫生标准的作业；制药行业中从事抗癌药物及己烯雌酚生产的作业；作业场所放射性物质超过《电离辐射防护与辐射源安全基本标准》中规定剂量的作业；人力进行的土方和石方作业；《体力劳动强度分级》标准中第Ⅲ级体力劳动强度的作业；有全身强烈振动的作业，如风钻、捣固机、锻造等作业，以及拖拉机驾驶等；工作中需要频繁弯腰、攀高、下蹲的作业，如焊接作业；《高处作业分级》标准所规定的高处作业等。

哺乳期女职工禁忌从事的劳动范围包括：作业场所空气中铅

及其化合物、汞及其化合物、苯、镉、铍、砷、氰化物、氮氧化物、一氧化碳、二硫化碳、氯、己内酰胺、氯丁二烯、氯乙烯、环氧乙烷、苯胺、甲醛等有毒物质浓度超过国家卫生标准的作业；《体力劳动强度分级》标准中第Ⅲ级体力劳动强度的作业；作业场所空气中锰、氟、溴、甲醇、有机磷化合物、有机氯化合物的浓度超过国家卫生标准的作业等。

案例12 孕妇接触有毒化学品生下脑瘫儿，鞋厂被判赔14万元

女儿金金一出生，竟被诊断为脑瘫儿。悲痛之余，程女士夫妇一纸诉状将工作所在的鞋业制品公司告上法庭。他们认为，之所以会生出脑瘫儿，与程女士怀孕期间被安排从事接触有毒化学物质的工作有关，要求鞋厂赔偿各类损失33万多元。记者18日从东莞市第一人民法院获悉，该案经过一审、二审，法院最终支持了程女士夫妇的诉求，判处该鞋业公司赔偿14万余元，理由是鞋厂违反了孕期女职工劳动保护的规定。

生下可怜的脑瘫儿

程女士在做母亲之前是东莞一家鞋业制品公司生产部的作业员，工作任务为刷胶。2008年怀孕后，仍然被公司安排在原岗位工作。2009年8月，女儿金金出生。程女士称，金金一生下来就有很多病，浑身青紫，一直入院观察。不久，金金被诊断为患有病毒性脑炎、脑性瘫痪等疾病，并被鉴定为四级伤残。

程女士夫妇认为，金金一出生即患残疾是由于程女士在怀孕期间被安排从事接触有毒化学物质的工作导致。2011年1月，夫妇俩以金金的名义起诉程女士的工作单位，要求赔偿医疗费、后续治疗费、精神损害抚慰金、交通费等损失共计330 168.46元。

庭审中，被告某鞋业制品公司认为其对程女士的工作安排并没有违反法律法规的规定，公司的原料成分、劳动防护、卫生条

件都符合相关的规定，故被告不应当承担责任。

鞋厂被判担责6成

经相关鉴定部门鉴定，金金构成四级伤残，且其疾病和出生后发育迟滞、免疫力低下等与其母亲程某怀孕期间接触甲苯等有毒化学物质存在因果关系。

这份鉴定报告为法院的判决提供了依据。法院据此认为，程女士在怀孕期间从事接触甲苯等化学物质的工作，鞋厂一直未将其调离该工作岗位，违反了孕期女职工劳动保护的规定，该行为经专业部门鉴定与原告金金的损害结果存在因果关系，故鞋厂应就其侵权行为承担赔偿责任。由于金金在出生时有吸入羊水史等情况，属于多因一果，酌定鞋厂应承担60%的赔偿责任，支付原告金金包括残疾赔偿金和精神损害抚慰金等在内的赔偿款共计14万余元。一审宣判后，鞋厂提出上诉。二审法院维持一审判决。

（资料来源：母亲怀孕期间仍被安排接触有毒化学物以致生下脑瘫儿，鞋厂被判赔偿14万. 金羊网［2012－09－19］. www. ycwb. com）

9.7 职业病危害作业岗位补贴

9.7.1 法律要求

《职业病防治法》第五十七条第四款：“用人单位对从事接触职业病危害的作业的劳动者，应当给予适当岗位津贴。”

9.7.2 如何落实职业病危害作业岗位津贴？

国家颁布过的职业病危害作业岗位津贴有两类，第一类是化工有毒有害作业岗位津贴；第二类是高温作业岗位津贴。

9.7.2.1 化工有毒有害作业岗位津贴

1992年劳动部、财政部联合下发了《关于建立化工有毒有

害作业岗位津贴制度的通知》（劳薪字〔1992〕43 号），原则上以常年直接从事化工有毒有害作业的一线工人为津贴的主要对象。化工有毒有害作业岗位津贴等级的划分，原则上以“有毒作业分级”国家标准（GB 12331—90）为依据，即根据生产性毒物毒性的大小，作业环境毒物超标浓度，有毒作业劳动时间以及毒物的实际危害人体健康程度，分为甲、乙、丙、丁四个等级。生产性毒物的危害程度按“职业性接触毒物危害程度分级”国家标准（GB 5044—85）予以确定。

凡是接触蓄积性毒物，对人体、内脏、血液、神经系统能造成极度危害的作业岗位，列为甲级。

凡是接触蓄积性毒物，但劳动条件好些，用量小些或毒性小些，对人体造成高度危害的作业岗位，列为乙级。

凡是接触刺激性毒物，劳动条件差，对人体造成中度危害的作业岗位，列为丙级。

凡是接触刺激性毒物，毒性较低，劳动条件差，对人体造成轻度危害的作业岗位，列为丁级。

各等级日津贴标准为：

甲等（极度危害）2.0 元/天，乙等（高度危害）1.5 元/天，丙等（中度危害）1.2 元/天，丁等（轻度危害）0.9 元/天。

显然以上津贴标准现在已经失去现实意义。2000 年以来，国家实行了工资协商制度，职业病危害作业岗位津贴大多已经进入工资，不再单独列出。

9.7.2.2 高温作业岗位补贴

2012 年 6 月，国家安全生产监督管理总局、卫生部、人力资源和社会保障部、全国总工会联合发布了《防暑降温措施管理办法》（安监总安健〔2012〕89 号），其中第九条规定：“劳动者从事高温作业和高温天气作业的，依法享受岗位津贴。用人单位安排劳动者从事高温作业或者在 35 ℃以上的高温天气作业的，应当向劳动者发放高温津贴，并纳入工资总额。高温津贴标准由省级劳动保障行政部门会同有关部门制定，并根据社会经济发展状况适时调整。”

如广东省率先在全国对高温津贴的具体发放办法作出明确规定。2012 年 5 月，广东省人力资源和社会保障厅、卫生厅、安全生产监督管理局、国家税务局、地方税务局、总工会联合发布了《关于公布我省高温津贴标准的通知》（粤人社发〔2012〕118 号），规定全省高温津贴标准为 150 元/月。如按照规定需按天数折算高温津贴的，每人每天 6.9 元。

10 应急管理

为了对职业病危害事故进行有效预防和及时控制，减轻、消除事故造成的危害和防止事故恶化，最大限度降低事故损失，保障劳动者的身体健康与生命安全，用人单位应建立、健全一整套应对职业病危害事故的应急救援管理体系。应急救援管理体系包括应急救援预案制定与演练、应急救援设施设置与维护、职业病危害事故报告等方面的内容。

《职业病防治法》第三十八条规定：发生或者可能发生急性职业病危害事故时，用人单位应当立即采取应急救援和控制措施，并及时报告所在地安全生产监督管理部门和有关部门，对遭受或者可能遭受急性职业病危害的劳动者，应当及时组织救治、进行健康检查和医学观察，并承担所需费用。

违反上述规定者，根据《职业病防治法》第七十三条第（七）项规定，可被处以五万元以上二十万元以下的罚款，情节严重的，将被责令停止产生职业病危害的作业，或者由人民政府按照国务院规定的权限责令关闭。

急性职业病危害事故是指在生产或工作中职业人群一次或短时间内大量接触化学物质，引起身体发生功能性或器质性损伤，甚至危及生命的急性健康损害，即导致群发性突发职业病危害事件。

急性职业损伤是指在劳动过程中，由于某种职业病危害因素的作用，人体在几小时或几天内就发生明显的损伤，如急性化学中毒等。

常见引起急性中毒的化学物有（按毒物作用分类）：①窒息性毒物，如一氧化碳、氰氢酸或氰化钠、硫化氢、苯的氨基、硝基化合物；②刺激性毒物，如氯气、氨气、光气、氮氧化物、四氟乙烯；③麻醉性毒物，如苯、甲苯、二甲苯、汽油、四氯化碳、三氯甲烷、二硫化碳、二氯乙烷；④神经性毒物，如磷化氢、有机磷农药；⑤溶血性毒物，如砷化氢；⑥代谢性毒物，如五氯酚及五氯酚钠等。

10.1 急性职业病危害事故应急救援预案

10.1.1 法律要求

《职业病防治法》第二十一条第（六）项规定："用人单位应建立、健全职业病危害事故应急救援预案"。

10.1.2 实施要点

职业病危害事故应急救援预案是用人单位在发生职业病危害事故时组织应急处理、病人救治、财产保护的程序、方法和措施，有利于及时控制事态，减少事故造成的伤亡和损失。应急救援预案内容应当包括救援组织、机构和人员职责、应急措施、人员撤离路线和疏散方法、事故报告途径和方式、预警设施、应急防护用品及使用指南、医疗救护等内容。每个企业应根据存在的职业病危害因素种类制定相应的应急救援预案。（参考范本23）

参考范本23　××化工厂职业病危害事故应急救援预案

为做好本厂职业病危害事故应急救援工作，及时控制可能发生的急性职业病危害事故，最大限度地减少人员伤亡和降低财产

损失，特制订本预案。

一、基本情况

本厂是一个以生产硫酸及其衍生产品为主的中型化工企业，工艺流程复杂，原料及产品具有易燃、易爆、有毒有害的特点。主要产品有硫酸、盐酸、液体二氧化硫、三氧化硫等品种，主要原料为硝酸。上述物质在突然泄漏、操作失控的情况下，存在着火灾、爆炸、人员中毒或被酸灼伤等严重事故的潜在危险。本厂化学事故的可能性尤其以危险化学品储槽泄漏或操作失误导致失控泄漏最危险。

二、应急准备

（一）组织机构

成立职业病危害应急救援指挥领导小组，由董事长、行政副总经理、环境健康安全部主管、各级部门负责人组成，下设应急救援办公室，日常工作由环境健康安全部兼管。发生事故时，以指挥领导小组为基础，负责全司应急救援工作的组织和指挥，指挥部设在生产调度室，下设现场抢救组、医疗救护组、安全保卫组、物资保障组、公共关系组、专家组6个工作组。

（二）管理职责

1. 指挥领导小组职责：

（1）负责本单位“预案”的制订和修订。

（2）组建应急救援专业队伍并组织实施和演练。

（3）检查督促做好重大事故的预防措施和应急救援的各项准备工作。

（4）发生事故时，由指挥部发布和解除应急救援命令。

（5）组织指挥救援队伍实施救援行动。

（6）向上级汇报和向友邻单位通报事故情况，必要时向有关单位发出救援请求。

（7）组织事故调查，总结应急救援工作的经验教训。

2. 各工作组职责：

(1) 现场抢救组。

组长：环境健康安全部主管。

成员：各级部门负责人。

职责：负责人员抢救、消防配合、工程抢险、善后处理的指挥协调工作。

(2) 医疗救护组。

组长：职工医务室主任。

成员：职工医务室医护人员。

职责：负责人员的现场救护、入院转送及登记等的指挥与协调工作。

(3) 安全保卫组。

组长：保安队长。

成员：保安部门员工。

职责：负责现场治安、消防、交通管制、设立警戒、隔离、群众疏散和指挥与协调工作。

(4) 物资保障组。

组长：后勤部主任。

成员：后勤部采购员。

职责：负责救援设施、物资的供应，后勤供给工作。

(5) 公共关系组。

组长：综合部主任。

成员：综合部员工。

职责：负责应急救援的内外关系协调，对外联络，对内、对外的通讯和运输保障，信息公告。

(6) 专家组。

组长：安全技术部主任。

成员：安全技术部化学专工、安全技术部安全专工、发电部

化学专工。

职责：提供技术支持。

（三）物资准备

(1) 消防设施器材齐全到位并处于完好状态，各岗位均配干粉灭火器，各配电室内均配有二氧化碳式灭火器。

(2) 应急灯、手电筒完好并配备齐全。

(3) 过滤式氧气呼吸器配备7套。其中三氧化硫车间1套，储运部放酸班1套，STS操作室内1套，二氧化硫车间2套，氯磺酸操作室内2套。

(4) 配备必要的应急处理药品（如医用5%碳酸氢钠溶液、湿润烧伤膏）统一放入操作室专用柜、公司检测中心。

三、应急处置

（一）事故报告

发生职业病危害事故时，第一现场的工作人员应立即向环境健康安全部报告，环境健康安全部接到报告后应立即向公司董事长、行政副总经理报告，并向所在地职业卫生监督管理部门报告。职业病危害报告的内容应包括：事故发生的时间、地点、发病情况，死亡人数、可能发生的原因、已采取措施和发展趋势等，职业病危害事故不得以任何借口瞒报、虚报、漏报和迟报。

（二）处理程序

事故发生后，当班值长（或班长、主值）在通知相关领导的同时，要组织在现场的上班人员自救。救援小组人员到达后，当班值长（或班长、主值）向职业病危害应急救援指挥领导小组组长汇报已经采取的措施等，并移交指挥权。由组长统一协调指挥各组的工作。根据现场事情的情况，按照以下方案进行处理。

（三）处理措施

1. 二氧化硫中毒：

(1) 原因分析。设备老化腐蚀严重；视镜、管道破裂；阀门操作时损坏；法兰垫片老化；作业人员违规操作。

（2）处理措施。发生事故的车间，在车间主任的带领下，穿戴好防毒面具及其他相关防护用品。一方面，立即将中毒者、摔伤员工搬至上风向安全地带，并向有关部门汇报情况，等待医疗救护队到来。另一方面，迅速查明事故发生的源点、泄漏部位和原因，通过关闭泄漏源两端阀门、切断物料，并同时开启槽顶水幕喷淋装置或使用雾状水以吸收稀释空气中二氧化硫毒气浓度。

（3）人员撤离路线。无关人员立即向上风向撤离至安全区域。

2. 盐酸储槽泄漏：

（1）处理。立即按相关操作规程紧急将槽内物料转移到备用槽；人员紧急撤离到安全地带，抢救伤员、立即联系医院急救；对事故的原因进行调查分析，对事故处理坚持“四不放过”原则。

（2）防范措施。确保自动报警系统准确、灵敏、可靠，加强对上岗人员的安全技术培训，努力提高操作人员的技术水平及分析、判断、预防事故的能力。加强巡回检查，确保液位计、抽气系统、压力表处于正常状态。

3. 喷酸伤人事故：

（1）处理。立即关闭喷酸设备相关进出阀门，然后立即脱去受伤者被污染的衣物，用大量的流动的清水冲洗15分钟以上，再用5%的碳酸氢钠溶液冲洗，视伤情决定是否将受伤者送往医院，如果眼睛被酸碱灼伤，应用流动清水冲洗（水压不要太高，以防冲坏眼角膜）15分钟以上，并要不断转动眼球，也可把面部浸入盆中，拉开眼睑左右摇动，将头部酸碱冲去后，然后送医院治疗。待伤者送入医院治疗后抢修喷酸管线。

（2）防范措施。员工进入生产区特别是酸管线附近时，一

定要按规定穿戴好劳动防护用品，如安全头盔等；巡回检查时，应注意周围的变化，夜间携带一定的照明工具；检修时联系好有关岗位抽尽余酸，并要戴好防酸面罩和防护用品；对容易泄漏的贮罐、管道、阀门、法兰要勤检查，发现安全隐患及时整改，决不留下事故隐患；装酸登高作业时，要防止平台栏杆残缺、腐蚀现象，特别是夜间进行酸作业时要有足够的照明。

4. 液体三氧化硫、氯磺酸泄漏事故：

（1）三氧化硫或氯磺酸泄漏后，可能造成重大人员伤亡或伤害，波及周边范围：无风向500 m左右，顺风向2 000 m左右。

（2）应急处理。立即通知调度室，请求启动应急救援预案；在安全的情况下采取一切办法，切断事故源或将物料转移至其他储槽，设立警戒线，禁止无关人员进入污染区；疏散泄漏污染区人员至上风口；应急处理人员应戴自给式呼吸器，穿化学防护服，禁止直接向泄漏物喷水，应在技术人员的指导下进行清除处理工作。

（3）防范措施。重点巡查设备每小时检查1次，做好记录。按设备检测周期定期对设备进行检测，安装应急管线和阀门，事故发生时立即放料于备用槽，安装强力风机，与尾气排放系统连接。防护用品和药品齐全、足量、有效，员工能正确使用呼吸器，应急时能进入现场施以救援和切断事故源。

四、其他规定

为能在事故发生后迅速准确、有条不紊地处理事故，尽可能减少事故造成的损失，平时必须做好应急救援准备工作，落实岗位责任制和各项制度，具体措施有：

（1）落实应急救援组织。救援指挥部成员和救援人员应按照专业分工，本着专业对口、便于领导、便于集合和开展救援的原则，建立组织，落实人员。每年初要根据人员变化进行组织调整，确保救援组织的落实。

(2) 按照任务分工做好物资器材准备，如必要的通讯、报警、消防和抢修等器材及交通工具。

(3) 定期组织救援训练和学习，提高救援能力。

(4) 对全厂员工进行经常性的应急常识教育。

(5) 建立并完善各项制度。

五、附件

(1) 组织机构名单。

(2) 值班联系电话、组织应急救援有关人员联系电话、外部救援单位联系电话、政府有关部门联系电话。

(3) 本单位平面布置图。

(4) 消防设施配置图。

(5) 周边区域道路交通示意图和疏散路线、交通管制示意图。

(6) 周边区域的单位、社区、重要基础设施分布图及有关联系方式，供水、供电单位的联系方式。

(7) 保障管理规范。

××化工厂（盖章）

×年×月×日

10.2 定期维护应急救援设施

10.2.1 法律要求

《职业病防治法》第二十六条规定：“对可能发生急性职业损伤的有毒、有害工作场所，用人单位应当设置报警装置，配置现场急救用品、冲洗设备、应急撤离通道和必要的泄险区。对应急救援设施，用人单位应当进行经常性的维护、检修，定期检测其性能和效果，确保其处于正常状态，不得擅自拆除或者停止使用。”违反上述规定者，可被处以五万元以上三十万元以下的罚

款；情节严重的，由职业卫生监督管理部门责令停止产生职业病危害的作业，或者提请有关人民政府按照国务院规定的权限责令关闭。

10.2.2 实施要点

职业病应急救援设施是有效防治职业病危害、保护劳动者健康的重要物资装备。和其他物资装备一样，这些设施和装备在使用过程中会发生正常的磨损和老化，如果不进行经常性的维护、检修和检测，就难以保证其性能，使用时起不到应有的作用。因此用人单位应定期对职业病应急救援设施进行经常的维护、检修，对其性能和效果进行检测，并在职业卫生档案中做好记录，保证这些设施和设备处于正常的运行状态。

应急救援设施主要包括报警装置、事故通风系统、急救用品、冲洗设备、应急通道、泄险区等。

10.2.2.1 报警装置

可能发生急性职业损伤的有毒、有害工作场所，应设置报警装置，通常包括探测器、声光报警器、通讯器材或其他报警装置。报警装置应当标识清楚，24 小时处于设防状态；为避免主电源供应中断的情况，应设置备用电源；在可能突然泄漏或者逸出大量有害物质的密闭或者半密闭工作场所，用人单位还应当安装与事故排风系统相联锁的泄漏报警装置。

10.2.2.2 事故通风系统

可能突然散发大量有害气体或易造成急性中毒或易燃易爆气体的工作场所应设置事故排风系统。排风系统的排风量应根据工艺设计所提供的资料通过计算确定，当工艺设计不能提供有关计算资料时，其通风换气次数不小于 12 次/小时。

10.2.2.3 急救用品

可能发生急性职业损伤的有毒、有害工作场所，应配置现场急救用品，通常包括一般急救用品和急救药品。

（1）一般急救用品。对一些可能产生大量有害气体的工作场所，现场应配备一般急救用品，包括发生事故时急救人员所用的个人防护用品，如隔离（过滤）式呼吸防护用品、防护手套、防护鞋靴等；以及对被救者施救所需的急救用品，如人工呼吸辅助设备、现场止血用品、防暑降温用品、给氧器，有特殊需求的可以配备急救车等。急救用品应当是经过国家质量监督检验合格的正规产品。

（2）急救药品。对有剧毒物质的工作场所，要配备有急救药品（如特效解毒剂）的急救箱（柜），急救箱（柜）中药品要根据现场实际需要，在专业人员的指导下进行配置。急救箱（柜）应存放在车间或临近车间的地点，在其醒目位置有指示标识，药品有中文使用说明书，一旦发生事故，确保最短时间内可以得到，急救药品必须保持其有效性，定期更换。

10.2.2.4 冲洗设备

在可能发生皮肤黏膜、眼睛烧灼伤的腐蚀性、刺激性及毒性化学物质的作业场所应配置冲洗设备，主要包括冲眼器、盥洗设施（水龙头）以及冲淋设备。配备上述冲洗设备应当在明显位置设置指示标识。冲洗设备要方便易得，又不妨碍工作，一旦发生事故，患者能在最短时间内得到冲洗。冲洗用水应保证是安全的流动水。

10.2.2.5 应急撤离通道

应急撤离通道应当标识清楚，在醒目位置设置明显的警示标识（通常使用地面标示和箭头标志），张贴紧急疏散示意图，示意图上应当清楚指示撤离建筑物时主要紧急出口路线、备用紧急出口路线和出口门位置，并标示看图者所处的位置、紧急出口路线和集合区。撤离通道应当设有紧急灯光照明设施，保持畅通无阻，不能堆放其他杂物，不宜过窄，不应经过锅炉房和其他高危区域。为避免主要撤离通道被堵，还应设置备用撤离通道。

10.2.2.6 泄险区

泄险区主要用于吸纳、消除、处理急性职业损伤因素，减少事故造成的伤亡和损失。泄险区应设置在远离人群、重要财产设施和相对较为安全的地方，周围不能存在会与排放到泄险区的有毒、有害物质发生易燃、易爆等化学反应的物质。泄险区周围的醒目位置应设置明显的警示标识以及中文警示说明，并说明定期泄险的时间、泄险的物质和注意事项。泄险区四周的选材应不与泄险物发生反应，并且确保泄险物不渗透到土壤，也不会排进下水道污染水源，或者扩散到空气当中，对周围环境及居民健康造成损害。

10.3 职业病危害事故应急救援预案演练

10.3.1 法律要求

《使用有毒物品作业场所劳动保护条例》第十六条规定，从事使用高毒物品作业的用人单位，应当配备应急救援人员和必要的应急救援器材、设备，制定事故应急救援预案，并根据实际情况变化对应急救援预案适时进行修订，定期组织演练。违反上述规定者，可被处以五千元以上二万元以下的罚款；逾期不改正的，由职业卫生监督管理部门责令停止使用有毒物品作业，或者提请有关人民政府按照国务院规定的权限予以关闭；造成严重职业中毒危害或者导致职业中毒事故发生的，对负有责任的主管人员和其他直接责任人员依照刑法关于重大劳动安全事故罪、危险物品肇事罪或者其他罪的规定，依法追究刑事责任。

10.3.2 实施要点

应急救援演练通过模拟事故现场演习来提高用人单位应急救援的整体水平。用人单位进行应急救援演练时，主要按照以下要点来组织实施。

10.3.2.1 演练的主要内容

（1）演练救援队伍防护器材的使用。

（2）事故现场环境状况的测定。

（3）事故现场毒源的控制。

（4）事故现场污染区的消解。

（5）中毒人员的搜救。

（6）现场医疗救护及转送。

（7）现场疏散、撤离及安全警戒区的设立。

10.3.2.2 演练的主要程序

（1）报警后，启动应急预案、程序，应急领导小组进入工作状态，发挥总指挥作用，调集车辆和各专业队伍、设施，迅速赶赴事故现场。

（2）事故发生单位应指派专人负责引导指挥人员的几个专业队伍进入事故救援现场。

（3）指挥人员到达现场后，立即了解现场情况及事故性质，确定警戒线和事故控制具体实施方案，布置各专业救援队伍任务。

（4）专家咨询人员到达现场，迅速对事故情况作出判断，提出处置实施方法和防范措施。

（5）各专业救援队伍到达现场，服从现场指挥人员指挥，采取必要的个人防护，按各自分工展开处置和救援工作。

10.3.2.3 注意事项

（1）现场指挥和各专业救护队伍之间应保持良好的通讯联系。

（2）车辆应服从事故单位人员的安排行驶和停放。

（3）对具有有毒物质的泄漏事故演习，必须使用正压自给式防毒面具，对于具有皮肤损害的物质，必须穿全封闭化学防护服、戴防护手套等。

（4）事故污染区域应有明显警戒标志。（可参考范本24）

参考范本24 ××公司职业病危害事故应急救援演练

一、演练目的

提高本公司对急性职业中毒事故的应急处置能力。

二、演练依据

《职业病防治法》、《使用有毒物品作业场所劳动保护条例》、《国务院突发公共卫生事件应急条例》、《危险化学品安全管理条例》、《危险化学品名录》（2013版）。

三、应急救援组织机构、组成人员和职责划分

（一）应急救援组织机构设置

依据危险化学品事故的类别、危害程度的级别和从业人员的评估结果，设置分级应急救援组织机构。用人单位成立化学事故应急救援指挥领导小组，由董事长、行政副总经理、职业卫生专业人员、各级车间负责人等组成，下设应急救援办公室，日常工作由职能部门（职业卫生管理机构）兼管。发生重大事故时，以指挥领导小组为基础，立即成立工厂事故应急救援指挥部，最高管理者任总指挥，职业卫生主管任副总指挥，负责全厂应急救援工作的组织和指挥，指挥部设在发生事故后的安全地点。若管理层人员不在企业，由职业卫生主管和生产部负责人为临时总指挥，全权负责应急救援工作。各部门要求成立相关危险化学品事故应急救援小组，由各部门负责人负责，根据公司事故应急救援小组的安排落实到人。

（二）组成人员

（1）指挥部人员分工。总指挥组织、指挥全公司的应急救援；副总指挥协助总指挥负责应急救援的具体指挥工作。

（2）指挥部成员。

1）职业卫生主管。掌握现场情况，根据事故类型组织开展事故现场处理工作，提供技术支持，协助总指挥做好事故报警、情况通报及事故处置工作。

2）职业卫生专业人员。协助总指挥开展事故现场处理工作。

3）保卫负责人。负责灭火、警戒、治安保卫、疏散、道路管制工作。

4）生产部负责人。负责事故处置时生产系统的开停车调度工作；事故现场通讯联络和对外联系。

5）医生。负责现场医疗救护指挥及对中毒、受伤人员分类抢救和护送转院工作。

6）仓库管理员。负责抢救受伤、中毒人员的生活必需品的供应。

7）业务负责人。负责抢险救援物资的供应和运输工作。

8）工厂员工。警报响起时，全体人员必须停止，切断所有岗位的开关。义务消防员立即取用灭火器和消防水龙头，在部门负责人指挥下抢救伤员和灭火，非消防队员立即按指定通道撤离现场，到指定地点清点人数。

9）现场评估人员。记录演练的全过程。

（3）指挥领导小组主要职责。

1）组织制订、修订本单位危险化学品事故应急救援预案。

2）人员、资源配置、应急队伍的调动，组建应急救援专业队伍。

3）确定现场指挥人员。

4）协调事故现场有关工作，组织指挥救援队伍实施救援行动。

5）批准本预案的启动与终止。

6）确定事故状态下各级人员的职责。

7）危险化学品事故信息的上报工作：向上级汇报和向友邻

单位通报事故情况，必要时向有关单位发出救援请求。

8）接受政府的指令和调动。

9）组织应急救援预案的实施和演练。

10）负责保护事故发生后的相关数据，组织事故调查，总结应急救援经验教训。

11）检查督促做好重大事故的预防措施和应急救援的各项准备工作。

12）对演练效果进行评估。

（4）指挥部架构图（图10－1）。

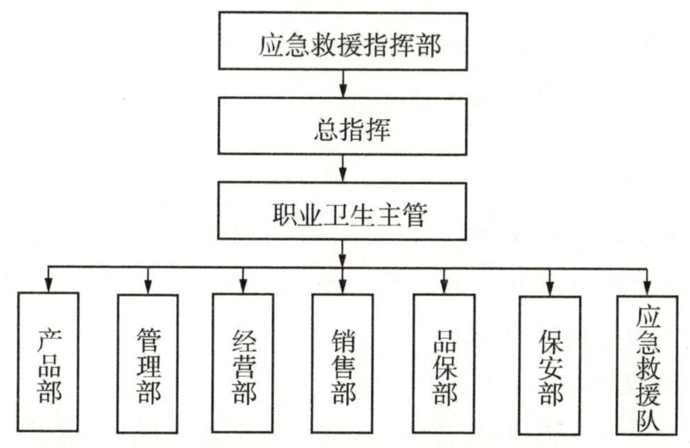

图10－1　应急救援组织指挥部架构图

四、报警、通讯联络方式

为保证应急救援工作及时有效，事先必须配备装备器材，并对信号作出规定，救援信号主要使用电话报警联络。报警方法、联络号码和信号使用规定要置于明显位置，使每一位值班人员熟练掌握。

火警：119

盗警：110

急救电话：120（医院）

危险区边界为三角红旗，警戒线为红黄带，警戒哨佩戴红袖（臂）章；救援车辆贴黄色通行证，有警报装置的鸣警报。

五、演练内容（范例）

主题：危险化学品泄漏的应急救援。

内容：××年×月××日上午10时，深圳市××区××有限公司生产车间机械故障导致×××化学品发生泄漏，造成在场的3名操作工急性中毒，其中1名昏迷。全厂拉响警报，启动应急救援程序，由总经理（副总经理）成立应急救援指挥部，及时向×××疾病预防控制中心、×××医院报告，并立即组织人员开展现场紧急救援及处置工作。

六、演练时间（略）

七、演练场所

第一现场：厂区生产车间。

处置现场：厂区空地。

事故现场指挥部：厂区办公楼会议室。

八、演练过程（脚本）

（1）现场准备。

参与演练工人3名（由企业工作人员扮演），在第一现场操作。

现场指挥（导演）宣布“演练开始”。

（2）突发气体泄漏事故（10：00）。

生产车间（第一现场）某机器发生故障，导致有毒气体泄漏，车间3名工人迅速撤出，拉响警报，但一名工人摔倒在第一现场，另两名工人立即把摔倒的工人抬离第一现场，撤退到空地（处置现场）。

在现场工人表现：1名工人半昏迷状态（半卧位），刺激性咳嗽，气促明显，轻度紫绀，1人扶住半昏迷的病人，另1人替

其解开衣领，病人头后仰，保持呼吸道通畅，其他2人坐在空地上，有咳嗽症状，神志清醒。

（3）紧急处理（10：05）。

车间负责人听到警报后组织疏散工人，初步了解情况后立即打电话向公司负责人汇报事故情况及工人现状。

公司负责人指示车间负责人立即通知工厂安全人员关闭输气管道阀门，切断生产车间电源，请求急救中心抢救病人，相邻车间的员工停止工作，迅速撤离到安全地带。

（4）应急准备和应急指挥（10：10）。

公司管理部门接到事故情况汇报后，由最高管理者立即成立应急救援指挥部，召集相关人员开展应急救援工作。

总指挥通知公司全线停产，所有人员撤离到安全地带。

保卫负责人组织人员开赴现场，准备好灭火器材、警戒红线等物品，准备应对随时可能出现的火灾危险。

医生准备好急救用品对撤离现场的中毒人员开展现场急救。

职业卫生主管向市安全生产监督管理局、市疾病预防控制中心和市职业病防治院汇报事故情况，请求支援。

（5）现场救援（10：30）。

企业医生配合到达现场的救护人员开展救治工作，立即对中毒患者进行检伤分类和简单处理。半昏迷病人标记为黄标，其他2位为绿标。救护车A把黄标病人送至区急救中心，救护车B把绿标病人送回急救中心。

生产部负责人带领所有车间工人撤离到安全区域。

保卫负责人带人拉起事故警戒线，维持现场秩序，保持现场道路通畅。

职业卫生专业人员到达现场，穿上防护服，带上快速检测仪，检测事故现场空气情况。

（6）现场分区（10：40）。

指挥部了解情况后，迅速指示对事故区域进行准确的危害分区，以指导救援工作。

红区，是紧邻事故污染现场的地域，用红线将其分隔开来，在此区域救援人员必须装备防护装置以避免污染或受到物理损害。

黄区，围绕红区以外的区域，所有出此区域的人必须在此线上进行洗消处理。

绿区，在洗消线外，患者的抢救治疗、支持指挥机构设在此区。

（7）报告（10：45）。

安全主任对现场情况进行汇总，形成书面报告，向总指挥以及市安全生产监督管理局报告事故有关情况。

（8）应对媒体（11：30）。

在现场模拟召开针对中毒事故的新闻发布会，由模拟记者提问。市、区安全生产监督管理局及参演单位代表针对本次事件作新闻发布并答记者问。另可邀请正式记者现场采访及报道演练过程及效果。

（9）演练结束（12：00）。

现场指挥（导演）宣布演练结束。

现场指挥部相关人员和救援人员撤离。

（10）效果评估。

演练结束后，工厂组织有关人员对演练过程进行技术评分及效果评估，评估内容主要包括模拟事故概括、演练策划、演练方案、演练组织、现场救援、调查处理等情况，所采取措施的效果评价、应对经验、存在的问题及改进建议等。

××公司（盖章）

×年×月×日

10.4 急性职业病危害事故报告

10.4.1 法律要求

《职业病防治法》第三十八条第一款：发生或者可能发生急性职业病危害事故时，用人单位应当及时报告所在地安全生产监督管理部门和有关部门。

10.4.2 实施要点

用人单位是职业病危害事故报告的义务主体，一旦发生职业病危害事故，第一现场的工作人员应当立即向用人单位有关部门报告，用人单位应当按照本单位制定的职业病事故应急救援预案，根据事故的严重程度，立即采取紧急措施，及时组织抢救伤者，同时立即向所在地职业卫生监督管理部门和有关部门报告，任何单位和个人不得以任何借口对职业病危害事故瞒报、虚报、漏报和迟报。报告主要内容包括：事故发生的地点、时间、发病情况、死亡人数、可能发生原因、已采取措施和发展趋势等。

特别提醒5 预防有机溶剂职业中毒的原则

1. 明成分：必须了解所用化学品的成分及其职业病危害特性，可向供应商索取所用化学品的中文说明书或者《化学品安全技术说明书》、《物质安全资料表》。

2. 要通风：使用有机溶剂的作业场所应保持良好的通风条件，作业时抽风排毒设备应保持正常运转。

3. 要隔离：有毒有害工种要与无毒无害工种隔离，避免有毒气体扩散影响到其他作业工人。

4. 要防护：从事有机溶剂作业的工人，应注意戴防护手套和防毒口罩，防止吸入和皮肤污染，禁用有毒溶剂洗手。

5. 讲卫生：不在工作场所休息、进食、吸烟。

6. 守规程：应严格遵守安全卫生操作规程。

7. 少加班：适当控制工作时间，少加班或不加班，减少接触时间。

8. 要体检：做好上岗前、在岗期间及离岗职业性体检，及早发现职业禁忌证或职业性损害。

9. 买保险：要为接触有毒有害因素的员工购买工伤保险，以防万一。特别是接触三氯乙烯的员工，职业损害常发生在试用期的一个月内，在试用期要注意为其购买工伤保险，以防出现严重过敏反应所造成的惨重损失。

附录1

中华人民共和国职业病防治法

（2001年10月27日第九届全国人民代表大会常务委员会第二十四次会议通过，根据2011年12月31日第十一届全国人民代表大会常务委员会第二十四次会议《关于修改〈中华人民共和国职业病防治法〉的决定》修正）

目　　录

第一章　总则

第一条　为了预防、控制和消除职业病危害，防治职业病，保护劳动者健康及其相关权益，促进经济社会发展，根据宪法，制定本法。

第二条　本法适用于中华人民共和国领域内的职业病防治活动。

本法所称职业病，是指企业、事业单位和个体经济组织等用人单位的劳动者在职业活动中，因接触粉尘、放射性物质和其他有毒、有害因素而引起的疾病。

职业病的分类和目录由国务院卫生行政部门会同国务院安全生产监督管理部门、劳动保障行政部门制定、调整并公布。

第三条　职业病防治工作坚持预防为主、防治结合的方针，建立用人单位负责、行政机关监管、行业自律、职工参与和社会监督的机制，实行分类管理、综合治理。

第四条　劳动者依法享有职业卫生保护的权利。

用人单位应当为劳动者创造符合国家职业卫生标准和卫生要求的工作环境和条件，并采取措施保障劳动者获得职业卫生保护。

工会组织依法对职业病防治工作进行监督，维护劳动者的合法权益。用人单位制定或者修改有关职业病防治的规章制度，应当听取工会组织的意见。

第五条　用人单位应当建立、健全职业病防治责任制，加强对职业病防治的管理，提高职业病防治水平，对本单位产生的职业病危害承担责任。

第六条　用人单位的主要负责人对本单位的职业病防治工作全面负责。

第七条　用人单位必须依法参加工伤保险。

国务院和县级以上地方人民政府劳动保障行政部门应当加强对工伤保险的监督管理，确保劳动者依法享受工伤保险待遇。

第八条　国家鼓励和支持研制、开发、推广、应用有利于职业病防治和保护劳动者健康的新技术、新工艺、新设备、新材料，加强对职业病的机理和发生规律的基础研究，提高职业病防治科学技术水平；积极采用有效的职业病防治技术、工艺、设备、材料；限制使用或者淘汰职业病危害严重的技术、工艺、设备、材料。

国家鼓励和支持职业病医疗康复机构的建设。

第九条　国家实行职业卫生监督制度。

国务院安全生产监督管理部门、卫生行政部门、劳动保障行政部门依照本法和国务院确定的职责，负责全国职业病防治的监督管理工作。国务院有关部门在各自的职责范围内负责职业病防治的有关监督管理工作。

县级以上地方人民政府安全生产监督管理部门、卫生行政部门、劳动保障行政部门依据各自职责，负责本行政区域内职业病防治的监督管理工作。县级以上地方人民政府有关部门在各自的职责范围内负责职业病防治的有关监督管理工作。

县级以上人民政府安全生产监督管理部门、卫生行政部门、劳动保障行政部门（以下统称职业卫生监督管理部门）应当加强沟通，密切配合，按照各自职责分工，依法行使职权，承担责任。

第十条　国务院和县级以上地方人民政府应当制定职业病防治规划，将其纳入国民经济和社会发展计划，并组织实施。

县级以上地方人民政府统一负责、领导、组织、协调本行政区域的职业病防治工作，建立健全职业病防治工作体制、机制，统一领导、指挥职业卫生突发事件应对工作；加强职业病防治能力建设和服务体系建设，完善、落实职业病防治工作责任制。

乡、民族乡、镇的人民政府应当认真执行本法，支持职业卫生监督管理部门依法履行职责。

第十一条　县级以上人民政府职业卫生监督管理部门应当加强对职业病防治的宣传教育，普及职业病防治的知识，增强用人单位的职业病防治观念，提高劳动者的职业健康意识、自我保护意识和行使职业卫生保护权利的能力。

第十二条　有关防治职业病的国家职业卫生标准，由国务院卫生行政部门组织制定并公布。

国务院卫生行政部门应当组织开展重点职业病监测和专项调查，对职业健康风险进行评估，为制定职业卫生标准和职业病防治政策提供科学依据。

县级以上地方人民政府卫生行政部门应当定期对本行政区域的职业病防治情况进行统计和调查分析。

第十三条　任何单位和个人有权对违反本法的行为进行检举和控告。有关部门收到相关的检举和控告后，应当及时处理。

对防治职业病成绩显著的单位和个人，给予奖励。

第二章　前期预防

第十四条　用人单位应当依照法律、法规要求，严格遵守国家职业卫生标准，落实职业病预防措施，从源头上控制和消除职业病危害。

第十五条　产生职业病危害的用人单位的设立除应当符合法律、行政法规规定的设立条件外，其工作场所还应当符合下列职业卫生要求：

（一）职业病危害因素的强度或者浓度符合国家职业卫生标准；

（二）有与职业病危害防护相适应的设施；

（三）生产布局合理，符合有害与无害作业分开的原则；

（四）有配套的更衣间、洗浴间、孕妇休息间等卫生设施；

（五）设备、工具、用具等设施符合保护劳动者生理、心理健康的要求；

（六）法律、行政法规和国务院卫生行政部门、安全生产监督管理部门关于保护劳动者健康的其他要求。

第十六条　国家建立职业病危害项目申报制度。

用人单位工作场所存在职业病目录所列职业病的危害因素的，应当及时、如实向所在地安全生产监督管理部门申报危害项目，接受监督。

职业病危害因素分类目录由国务院卫生行政部门会同国务院

安全生产监督管理部门制定、调整并公布。职业病危害项目申报的具体办法由国务院安全生产监督管理部门制定。

第十七条　新建、扩建、改建建设项目和技术改造、技术引进项目（以下统称建设项目）可能产生职业病危害的，建设单位在可行性论证阶段应当向安全生产监督管理部门提交职业病危害预评价报告。安全生产监督管理部门应当自收到职业病危害预评价报告之日起三十日内，作出审核决定并书面通知建设单位。未提交预评价报告或者预评价报告未经安全生产监督管理部门审核同意的，有关部门不得批准该建设项目。

职业病危害预评价报告应当对建设项目可能产生的职业病危害因素及其对工作场所和劳动者健康的影响作出评价，确定危害类别和职业病防护措施。

建设项目职业病危害分类管理办法由国务院安全生产监督管理部门制定。

第十八条　建设项目的职业病防护设施所需费用应当纳入建设项目工程预算，并与主体工程同时设计，同时施工，同时投入生产和使用。

职业病危害严重的建设项目的防护设施设计，应当经安全生产监督管理部门审查，符合国家职业卫生标准和卫生要求的，方可施工。

建设项目在竣工验收前，建设单位应当进行职业病危害控制效果评价。建设项目竣工验收时，其职业病防护设施经安全生产监督管理部门验收合格后，方可投入正式生产和使用。

第十九条　职业病危害预评价、职业病危害控制效果评价由依法设立的取得国务院安全生产监督管理部门或者设区的市级以上地方人民政府安全生产监督管理部门按照职责分工给予资质认可的职业卫生技术服务机构进行。职业卫生技术服务机构所作评价应当客观、真实。

第二十条　国家对从事放射性、高毒、高危粉尘等作业实行特殊管理。具体管理办法由国务院制定。

第三章　劳动过程中的防护与管理

第二十一条　用人单位应当采取下列职业病防治管理措施：

（一）设置或者指定职业卫生管理机构或者组织，配备专职或者兼职的职业卫生管理人员，负责本单位的职业病防治工作；

（二）制定职业病防治计划和实施方案；

（三）建立、健全职业卫生管理制度和操作规程；

（四）建立、健全职业卫生档案和劳动者健康监护档案；

（五）建立、健全工作场所职业病危害因素监测及评价制度；

（六）建立、健全职业病危害事故应急救援预案。

第二十二条　用人单位应当保障职业病防治所需的资金投入，不得挤占、挪用，并对因资金投入不足导致的后果承担责任。

第二十三条　用人单位必须采用有效的职业病防护设施，并为劳动者提供个人使用的职业病防护用品。

用人单位为劳动者个人提供的职业病防护用品必须符合防治职业病的要求；不符合要求的，不得使用。

第二十四条　用人单位应当优先采用有利于防治职业病和保护劳动者健康的新技术、新工艺、新设备、新材料，逐步替代职业病危害严重的技术、工艺、设备、材料。

第二十五条　产生职业病危害的用人单位，应当在醒目位置设置公告栏，公布有关职业病防治的规章制度、操作规程、职业病危害事故应急救援措施和工作场所职业病危害因素检测结果。

对产生严重职业病危害的作业岗位，应当在其醒目位置，设置警示标识和中文警示说明。警示说明应当载明产生职业病危害的种类、后果、预防以及应急救治措施等内容。

第二十六条 对可能发生急性职业损伤的有毒、有害工作场所，用人单位应当设置报警装置，配置现场急救用品、冲洗设备、应急撤离通道和必要的泄险区。

对放射工作场所和放射性同位素的运输、贮存，用人单位必须配置防护设备和报警装置，保证接触放射线的工作人员佩戴个人剂量计。

对职业病防护设备、应急救援设施和个人使用的职业病防护用品，用人单位应当进行经常性的维护、检修，定期检测其性能和效果，确保其处于正常状态，不得擅自拆除或者停止使用。

第二十七条 用人单位应当实施由专人负责的职业病危害因素日常监测，并确保监测系统处于正常运行状态。

用人单位应当按照国务院安全生产监督管理部门的规定，定期对工作场所进行职业病危害因素检测、评价。检测、评价结果存入用人单位职业卫生档案，定期向所在地安全生产监督管理部门报告并向劳动者公布。

职业病危害因素检测、评价由依法设立的取得国务院安全生产监督管理部门或者设区的市级以上地方人民政府安全生产监督管理部门按照职责分工给予资质认可的职业卫生技术服务机构进行。职业卫生技术服务机构所作检测、评价应当客观、真实。

发现工作场所职业病危害因素不符合国家职业卫生标准和卫生要求时，用人单位应当立即采取相应治理措施，仍然达不到国家职业卫生标准和卫生要求的，必须停止存在职业病危害因素的作业；职业病危害因素经治理后，符合国家职业卫生标准和卫生要求的，方可重新作业。

第二十八条 职业卫生技术服务机构依法从事职业病危害因素检测、评价工作，接受安全生产监督管理部门的监督检查。安全生产监督管理部门应当依法履行监督职责。

第二十九条　向用人单位提供可能产生职业病危害的设备的，应当提供中文说明书，并在设备的醒目位置设置警示标识和中文警示说明。警示说明应当载明设备性能、可能产生的职业病危害、安全操作和维护注意事项、职业病防护以及应急救治措施等内容。

第三十条　向用人单位提供可能产生职业病危害的化学品、放射性同位素和含有放射性物质的材料的，应当提供中文说明书。说明书应当载明产品特性、主要成分、存在的有害因素、可能产生的危害后果、安全使用注意事项、职业病防护以及应急救治措施等内容。产品包装应当有醒目的警示标识和中文警示说明。贮存上述材料的场所应当在规定的部位设置危险物品标识或者放射性警示标识。

国内首次使用或者首次进口与职业病危害有关的化学材料，使用单位或者进口单位按照国家规定经国务院有关部门批准后，应当向国务院卫生行政部门、安全生产监督管理部门报送该化学材料的毒性鉴定以及经有关部门登记注册或者批准进口的文件等资料。

进口放射性同位素、射线装置和含有放射性物质的物品的，按照国家有关规定办理。

第三十一条　任何单位和个人不得生产、经营、进口和使用国家明令禁止使用的可能产生职业病危害的设备或者材料。

第三十二条　任何单位和个人不得将产生职业病危害的作业转移给不具备职业病防护条件的单位和个人。不具备职业病防护条件的单位和个人不得接受产生职业病危害的作业。

第三十三条　用人单位对采用的技术、工艺、设备、材料，应当知悉其产生的职业病危害，对有职业病危害的技术、工艺、设备、材料隐瞒其危害而采用的，对所造成的职业病危害后果承担责任。

第三十四条　用人单位与劳动者订立劳动合同（含聘用合同，下同）时，应当将工作过程中可能产生的职业病危害及其后果、职业病防护措施和待遇等如实告知劳动者，并在劳动合同中写明，不得隐瞒或者欺骗。

劳动者在已订立劳动合同期间因工作岗位或者工作内容变更，从事与所订立劳动合同中未告知的存在职业病危害的作业时，用人单位应当依照前款规定，向劳动者履行如实告知的义务，并协商变更原劳动合同相关条款。

用人单位违反前两款规定的，劳动者有权拒绝从事存在职业病危害的作业，用人单位不得因此解除与劳动者所订立的劳动合同。

第三十五条　用人单位的主要负责人和职业卫生管理人员应当接受职业卫生培训，遵守职业病防治法律、法规，依法组织本单位的职业病防治工作。

用人单位应当对劳动者进行上岗前的职业卫生培训和在岗期间的定期职业卫生培训，普及职业卫生知识，督促劳动者遵守职业病防治法律、法规、规章和操作规程，指导劳动者正确使用职业病防护设备和个人使用的职业病防护用品。

劳动者应当学习和掌握相关的职业卫生知识，增强职业病防范意识，遵守职业病防治法律、法规、规章和操作规程，正确使用、维护职业病防护设备和个人使用的职业病防护用品，发现职业病危害事故隐患应当及时报告。

劳动者不履行前款规定义务的，用人单位应当对其进行教育。

第三十六条　对从事接触职业病危害的作业的劳动者，用人单位应当按照国务院安全生产监督管理部门、卫生行政部门的规定组织上岗前、在岗期间和离岗时的职业健康检查，并将检查结果书面告知劳动者。职业健康检查费用由用人单位承担。

用人单位不得安排未经上岗前职业健康检查的劳动者从事接触职业病危害的作业；不得安排有职业禁忌的劳动者从事其所禁忌的作业；对在职业健康检查中发现有与所从事的职业相关的健康损害的劳动者，应当调离原工作岗位，并妥善安置；对未进行离岗前职业健康检查的劳动者不得解除或者终止与其订立的劳动合同。

职业健康检查应当由省级以上人民政府卫生行政部门批准的医疗卫生机构承担。

第三十七条　用人单位应当为劳动者建立职业健康监护档案，并按照规定的期限妥善保存。

职业健康监护档案应当包括劳动者的职业史、职业病危害接触史、职业健康检查结果和职业病诊疗等有关个人健康资料。

劳动者离开用人单位时，有权索取本人职业健康监护档案复印件，用人单位应当如实、无偿提供，并在所提供的复印件上签章。

第三十八条　发生或者可能发生急性职业病危害事故时，用人单位应当立即采取应急救援和控制措施，并及时报告所在地安全生产监督管理部门和有关部门。安全生产监督管理部门接到报告后，应当及时会同有关部门组织调查处理；必要时，可以采取临时控制措施。卫生行政部门应当组织做好医疗救治工作。

对遭受或者可能遭受急性职业病危害的劳动者，用人单位应当及时组织救治、进行健康检查和医学观察，所需费用由用人单位承担。

第三十九条　用人单位不得安排未成年工从事接触职业病危害的作业；不得安排孕期、哺乳期的女职工从事对本人和胎儿、婴儿有危害的作业。

第四十条　劳动者享有下列职业卫生保护权利：

（一）获得职业卫生教育、培训；

（二）获得职业健康检查、职业病诊疗、康复等职业病防治服务；

（三）了解工作场所产生或者可能产生的职业病危害因素、危害后果和应当采取的职业病防护措施；

（四）要求用人单位提供符合防治职业病要求的职业病防护设施和个人使用的职业病防护用品，改善工作条件；

（五）对违反职业病防治法律、法规以及危及生命健康的行为提出批评、检举和控告；

（六）拒绝违章指挥和强令进行没有职业病防护措施的作业；

（七）参与用人单位职业卫生工作的民主管理，对职业病防治工作提出意见和建议。

用人单位应当保障劳动者行使前款所列权利。因劳动者依法行使正当权利而降低其工资、福利等待遇或者解除、终止与其订立的劳动合同的，其行为无效。

第四十一条　工会组织应当督促并协助用人单位开展职业卫生宣传教育和培训，有权对用人单位的职业病防治工作提出意见和建议，依法代表劳动者与用人单位签订劳动安全卫生专项集体合同，与用人单位就劳动者反映的有关职业病防治的问题进行协调并督促解决。

工会组织对用人单位违反职业病防治法律、法规，侵犯劳动者合法权益的行为，有权要求纠正；产生严重职业病危害时，有权要求采取防护措施，或者向政府有关部门建议采取强制性措施；发生职业病危害事故时，有权参与事故调查处理；发现危及劳动者生命健康的情形时，有权向用人单位建议组织劳动者撤离危险现场，用人单位应当立即作出处理。

第四十二条　用人单位按照职业病防治要求，用于预防和治理职业病危害、工作场所卫生检测、健康监护和职业卫生培训等费用，按照国家有关规定，在生产成本中据实列支。

第四十三条　职业卫生监督管理部门应当按照职责分工，加强对用人单位落实职业病防护管理措施情况的监督检查，依法行使职权，承担责任。

第四章　职业病诊断与职业病病人保障

第四十四条　医疗卫生机构承担职业病诊断，应当经省、自治区、直辖市人民政府卫生行政部门批准。省、自治区、直辖市人民政府卫生行政部门应当向社会公布本行政区域内承担职业病诊断的医疗卫生机构的名单。

承担职业病诊断的医疗卫生机构应当具备下列条件：

（一）持有《医疗机构执业许可证》；

（二）具有与开展职业病诊断相适应的医疗卫生技术人员；

（三）具有与开展职业病诊断相适应的仪器、设备；

（四）具有健全的职业病诊断质量管理制度。

承担职业病诊断的医疗卫生机构不得拒绝劳动者进行职业病诊断的要求。

第四十五条　劳动者可以在用人单位所在地、本人户籍所在地或者经常居住地依法承担职业病诊断的医疗卫生机构进行职业病诊断。

第四十六条　职业病诊断标准和职业病诊断、鉴定办法由国务院卫生行政部门制定。职业病伤残等级的鉴定办法由国务院劳动保障行政部门会同国务院卫生行政部门制定。

第四十七条　职业病诊断，应当综合分析下列因素：

（一）病人的职业史；

（二）职业病危害接触史和工作场所职业病危害因素情况；

（三）临床表现以及辅助检查结果等。

没有证据否定职业病危害因素与病人临床表现之间的必然联

系的，应当诊断为职业病。

承担职业病诊断的医疗卫生机构在进行职业病诊断时，应当组织三名以上取得职业病诊断资格的执业医师集体诊断。

职业病诊断证明书应当由参与诊断的医师共同签署，并经承担职业病诊断的医疗卫生机构审核盖章。

第四十八条　用人单位应当如实提供职业病诊断、鉴定所需的劳动者职业史和职业病危害接触史、工作场所职业病危害因素检测结果等资料；安全生产监督管理部门应当监督检查和督促用人单位提供上述资料；劳动者和有关机构也应当提供与职业病诊断、鉴定有关的资料。

职业病诊断、鉴定机构需要了解工作场所职业病危害因素情况时，可以对工作场所进行现场调查，也可以向安全生产监督管理部门提出，安全生产监督管理部门应当在十日内组织现场调查。用人单位不得拒绝、阻挠。

第四十九条　职业病诊断、鉴定过程中，用人单位不提供工作场所职业病危害因素检测结果等资料的，诊断、鉴定机构应当结合劳动者的临床表现、辅助检查结果和劳动者的职业史、职业病危害接触史，并参考劳动者的自述、安全生产监督管理部门提供的日常监督检查信息等，作出职业病诊断、鉴定结论。

劳动者对用人单位提供的工作场所职业病危害因素检测结果等资料有异议，或者因劳动者的用人单位解散、破产，无用人单位提供上述资料的，诊断、鉴定机构应当提请安全生产监督管理部门进行调查，安全生产监督管理部门应当自接到申请之日起三十日内对存在异议的资料或者工作场所职业病危害因素情况作出判定；有关部门应当配合。

第五十条　职业病诊断、鉴定过程中，在确认劳动者职业史、职业病危害接触史时，当事人对劳动关系、工种、工作岗位或者在岗时间有争议的，可以向当地的劳动人事争议仲裁委员会申请仲裁；接到申请的劳动人事争议仲裁委员会应当受理，并在三十日内作出裁决。

当事人在仲裁过程中对自己提出的主张，有责任提供证据。劳动者无法提供由用人单位掌握管理的与仲裁主张有关的证据的，仲裁庭应当要求用人单位在指定期限内提供；用人单位在指定期限内不提供的，应当承担不利后果。

劳动者对仲裁裁决不服的，可以依法向人民法院提起诉讼。

用人单位对仲裁裁决不服的，可以在职业病诊断、鉴定程序结束之日起十五日内依法向人民法院提起诉讼；诉讼期间，劳动者的治疗费用按照职业病待遇规定的途径支付。

第五十一条　用人单位和医疗卫生机构发现职业病病人或者疑似职业病病人时，应当及时向所在地卫生行政部门和安全生产监督管理部门报告。确诊为职业病的，用人单位还应当向所在地劳动保障行政部门报告。接到报告的部门应当依法作出处理。

第五十二条　县级以上地方人民政府卫生行政部门负责本行政区域内的职业病统计报告的管理工作，并按照规定上报。

第五十三条　当事人对职业病诊断有异议的，可以向作出诊断的医疗卫生机构所在地地方人民政府卫生行政部门申请鉴定。

职业病诊断争议由设区的市级以上地方人民政府卫生行政部门根据当事人的申请，组织职业病诊断鉴定委员会进行鉴定。

当事人对设区的市级职业病诊断鉴定委员会的鉴定结论不服的，可以向省、自治区、直辖市人民政府卫生行政部门申请再鉴定。

第五十四条　职业病诊断鉴定委员会由相关专业的专家组成。

省、自治区、直辖市人民政府卫生行政部门应当设立相关的专家库，需要对职业病争议作出诊断鉴定时，由当事人或者当事人委托有关卫生行政部门从专家库中以随机抽取的方式确定参加

诊断鉴定委员会的专家。

职业病诊断鉴定委员会应当按照国务院卫生行政部门颁布的职业病诊断标准和职业病诊断、鉴定办法进行职业病诊断鉴定，向当事人出具职业病诊断鉴定书。职业病诊断、鉴定费用由用人单位承担。

第五十五条 职业病诊断鉴定委员会组成人员应当遵守职业道德，客观、公正地进行诊断鉴定，并承担相应的责任。职业病诊断鉴定委员会组成人员不得私下接触当事人，不得收受当事人的财物或者其他好处，与当事人有利害关系的，应当回避。

人民法院受理有关案件需要进行职业病鉴定时，应当从省、自治区、直辖市人民政府卫生行政部门依法设立的相关的专家库中选取参加鉴定的专家。

第五十六条 医疗卫生机构发现疑似职业病病人时，应当告知劳动者本人并及时通知用人单位。

用人单位应当及时安排对疑似职业病病人进行诊断；在疑似职业病病人诊断或者医学观察期间，不得解除或者终止与其订立的劳动合同。

疑似职业病病人在诊断、医学观察期间的费用，由用人单位承担。

第五十七条 用人单位应当保障职业病病人依法享受国家规定的职业病待遇。

用人单位应当按照国家有关规定，安排职业病病人进行治疗、康复和定期检查。

用人单位对不适宜继续从事原工作的职业病病人，应当调离原岗位，并妥善安置。

用人单位对从事接触职业病危害的作业的劳动者，应当给予适当岗位津贴。

第五十八条 职业病病人的诊疗、康复费用，伤残以及丧失劳动能力的职业病病人的社会保障，按照国家有关工伤保险的规定执行。

第五十九条　职业病病人除依法享有工伤保险外，依照有关民事法律，尚有获得赔偿的权利的，有权向用人单位提出赔偿要求。

第六十条　劳动者被诊断患有职业病，但用人单位没有依法参加工伤保险的，其医疗和生活保障由该用人单位承担。

第六十一条　职业病病人变动工作单位，其依法享有的待遇不变。

用人单位在发生分立、合并、解散、破产等情形时，应当对从事接触职业病危害的作业的劳动者进行健康检查，并按照国家有关规定妥善安置职业病病人。

第六十二条　用人单位已经不存在或者无法确认劳动关系的职业病病人，可以向地方人民政府民政部门申请医疗救助和生活等方面的救助。

地方各级人民政府应当根据本地区的实际情况，采取其他措施，使前款规定的职业病病人获得医疗救治。

第五章　监督检查

第六十三条　县级以上人民政府职业卫生监督管理部门依照职业病防治法律、法规、国家职业卫生标准和卫生要求，依据职责划分，对职业病防治工作进行监督检查。

第六十四条　安全生产监督管理部门履行监督检查职责时，有权采取下列措施：

（一）进入被检查单位和职业病危害现场，了解情况，调查取证；

（二）查阅或者复制与违反职业病防治法律、法规的行为有关的资料和采集样品；

（三）责令违反职业病防治法律、法规的单位和个人停止违法行为。

第六十五条　发生职业病危害事故或者有证据证明危害状态可能导致职业病危害事故发生时，安全生产监督管理部门可以采取下列临时控制措施：

（一）责令暂停导致职业病危害事故的作业；

（二）封存造成职业病危害事故或者可能导致职业病危害事故发生的材料和设备；

（三）组织控制职业病危害事故现场。

在职业病危害事故或者危害状态得到有效控制后，安全生产监督管理部门应当及时解除控制措施。

第六十六条　职业卫生监督执法人员依法执行职务时，应当出示监督执法证件。

职业卫生监督执法人员应当忠于职守，秉公执法，严格遵守执法规范；涉及用人单位的秘密的，应当为其保密。

第六十七条　职业卫生监督执法人员依法执行职务时，被检查单位应当接受检查并予以支持配合，不得拒绝和阻碍。

第六十八条　安全生产监督管理部门及其职业卫生监督执法人员履行职责时，不得有下列行为：

（一）对不符合法定条件的，发给建设项目有关证明文件、资质证明文件或者予以批准；

（二）对已经取得有关证明文件的，不履行监督检查职责；

（三）发现用人单位存在职业病危害的，可能造成职业病危害事故，不及时依法采取控制措施；

（四）其他违反本法的行为。

第六十九条　职业卫生监督执法人员应当依法经过资格认定。

职业卫生监督管理部门应当加强队伍建设，提高职业卫生监督执法人员的政治、业务素质，依照本法和其他有关法律、法规的规定，建立、健全内部监督制度，对其工作人员执行法律、法规和遵守纪律的情况，进行监督检查。

第六章　法律责任

第七十条　建设单位违反本法规定，有下列行为之一的，由安全生产监督管理部门给予警告，责令限期改正；逾期不改正的，处十万元以上五十万元以下的罚款；情节严重的，责令停止产生职业病危害的作业，或者提请有关人民政府按照国务院规定的权限责令停建、关闭：

（一）未按照规定进行职业病危害预评价或者未提交职业病危害预评价报告，或者职业病危害预评价报告未经安全生产监督管理部门审核同意，开工建设的；

（二）建设项目的职业病防护设施未按照规定与主体工程同时投入生产和使用的；

（三）职业病危害严重的建设项目，其职业病防护设施设计未经安全生产监督管理部门审查，或者不符合国家职业卫生标准和卫生要求施工的；

（四）未按照规定对职业病防护设施进行职业病危害控制效果评价、未经安全生产监督管理部门验收或者验收不合格，擅自投入使用的。

第七十一条　违反本法规定，有下列行为之一的，由安全生产监督管理部门给予警告，责令限期改正；逾期不改正的，处十万元以下的罚款：

（一）工作场所职业病危害因素检测、评价结果没有存档、上报、公布的；

（二）未采取本法第二十一条规定的职业病防治管理措施的；

（三）未按照规定公布有关职业病防治的规章制度、操作规程、职业病危害事故应急救援措施的；

（四）未按照规定组织劳动者进行职业卫生培训，或者未对劳动者个人职业病防护采取指导、督促措施的；

（五）国内首次使用或者首次进口与职业病危害有关的化学材料，未按照规定报送毒性鉴定资料以及经有关部门登记注册或者批准进口的文件的。

第七十二条　用人单位违反本法规定，有下列行为之一的，由安全生产监督管理部门责令限期改正，给予警告，可以并处五万元以上十万元以下的罚款：

（一）未按照规定及时、如实向安全生产监督管理部门申报产生职业病危害的项目的；

（二）未实施由专人负责的职业病危害因素日常监测，或者监测系统不能正常监测的；

（三）订立或者变更劳动合同时，未告知劳动者职业病危害真实情况的；

（四）未按照规定组织职业健康检查、建立职业健康监护档案或者未将检查结果书面告知劳动者的；

（五）未依照本法规定在劳动者离开用人单位时提供职业健康监护档案复印件的。

第七十三条　用人单位违反本法规定，有下列行为之一的，由安全生产监督管理部门给予警告，责令限期改正，逾期不改正的，处五万元以上二十万元以下的罚款；情节严重的，责令停止产生职业病危害的作业，或者提请有关人民政府按照国务院规定的权限责令关闭：

（一）工作场所职业病危害因素的强度或者浓度超过国家职业卫生标准的；

（二）未提供职业病防护设施和个人使用的职业病防护用

品，或者提供的职业病防护设施和个人使用的职业病防护用品不符合国家职业卫生标准和卫生要求的；

（三）对职业病防护设备、应急救援设施和个人使用的职业病防护用品未按照规定进行维护、检修、检测，或者不能保持正常运行、使用状态的；

（四）未按照规定对工作场所职业病危害因素进行检测、评价的；

（五）工作场所职业病危害因素经治理仍然达不到国家职业卫生标准和卫生要求时，未停止存在职业病危害因素的作业的；

（六）未按照规定安排职业病病人、疑似职业病病人进行诊治的；

（七）发生或者可能发生急性职业病危害事故时，未立即采取应急救援和控制措施或者未按照规定及时报告的；

（八）未按照规定在产生严重职业病危害的作业岗位醒目位置设置警示标识和中文警示说明的；

（九）拒绝职业卫生监督管理部门监督检查的；

（十）隐瞒、伪造、篡改、毁损职业健康监护档案、工作场所职业病危害因素检测评价结果等相关资料，或者拒不提供职业病诊断、鉴定所需资料的；

（十一）未按照规定承担职业病诊断、鉴定费用和职业病病人的医疗、生活保障费用的。

第七十四条　向用人单位提供可能产生职业病危害的设备、材料，未按照规定提供中文说明书或者设置警示标识和中文警示说明的，由安全生产监督管理部门责令限期改正，给予警告，并处五万元以上二十万元以下的罚款。

第七十五条　用人单位和医疗卫生机构未按照规定报告职业病、疑似职业病的，由有关主管部门依据职责分工责令限期改正，给予警告，可以并处一万元以下的罚款；弄虚作假的，并处

二万元以上五万元以下的罚款；对直接负责的主管人员和其他直接责任人员，可以依法给予降级或者撤职的处分。

第七十六条 违反本法规定，有下列情形之一的，由安全生产监督管理部门责令限期治理，并处五万元以上三十万元以下的罚款；情节严重的，责令停止产生职业病危害的作业，或者提请有关人民政府按照国务院规定的权限责令关闭：

（一）隐瞒技术、工艺、设备、材料所产生的职业病危害而采用的；

（二）隐瞒本单位职业卫生真实情况的；

（三）可能发生急性职业损伤的有毒、有害工作场所、放射工作场所或者放射性同位素的运输、贮存不符合本法第二十六条规定的；

（四）使用国家明令禁止使用的可能产生职业病危害的设备或者材料的；

（五）将产生职业病危害的作业转移给没有职业病防护条件的单位和个人，或者没有职业病防护条件的单位和个人接受产生职业病危害的作业的；

（六）擅自拆除、停止使用职业病防护设备或者应急救援设施的；

（七）安排未经职业健康检查的劳动者、有职业禁忌的劳动者、未成年工或者孕期、哺乳期女职工从事接触职业病危害的作业或者禁忌作业的；

（八）违章指挥和强令劳动者进行没有职业病防护措施的作业的。

第七十七条 生产、经营或者进口国家明令禁止使用的可能产生职业病危害的设备或者材料的，依照有关法律、行政法规的规定给予处罚。

第七十八条 用人单位违反本法规定，已经对劳动者生命健康造成严重损害的，由安全生产监督管理部门责令停止产生职业病危害的作业，或者提请有关人民政府按照国务院规定的权限责令关闭，并处十万元以上五十万元以下的罚款。

第七十九条　用人单位违反本法规定，造成重大职业病危害事故或者其他严重后果，构成犯罪的，对直接负责的主管人员和其他直接责任人员，依法追究刑事责任。

第八十条　未取得职业卫生技术服务资质认可擅自从事职业卫生技术服务的，或者医疗卫生机构未经批准擅自从事职业健康检查、职业病诊断的，由安全生产监督管理部门和卫生行政部门依据职责分工责令立即停止违法行为，没收违法所得；违法所得五千元以上的，并处违法所得二倍以上十倍以下的罚款；没有违法所得或者违法所得不足五千元的，并处五千元以上五万元以下的罚款；情节严重的，对直接负责的主管人员和其他直接责任人员，依法给予降级、撤职或者开除的处分。

第八十一条　从事职业卫生技术服务的机构和承担职业健康检查、职业病诊断的医疗卫生机构违反本法规定，有下列行为之一的，由安全生产监督管理部门和卫生行政部门依据职责分工责令立即停止违法行为，给予警告，没收违法所得；违法所得五千元以上的，并处违法所得二倍以上五倍以下的罚款；没有违法所得或者违法所得不足五千元的，并处五千元以上二万元以下的罚款；情节严重的，由原认可或者批准机关取消其相应的资格；对直接负责的主管人员和其他直接责任人员，依法给予降级、撤职或者开除的处分；构成犯罪的，依法追究刑事责任：

（一）超出资质认可或者批准范围从事职业卫生技术服务或者职业健康检查、职业病诊断的；

（二）不按照本法规定履行法定职责的；

（三）出具虚假证明文件的。

第八十二条　职业病诊断鉴定委员会组成人员收受职业病诊

断争议当事人的财物或者其他好处的，给予警告，没收收受的财物，可以并处三千元以上五万元以下的罚款，取消其担任职业病诊断鉴定委员会组成人员的资格，并从省、自治区、直辖市人民政府卫生行政部门设立的专家库中予以除名。

第八十三条 卫生行政部门、安全生产监督管理部门不按照规定报告职业病和职业病危害事故的，由上一级行政部门责令改正，通报批评，给予警告；虚报、瞒报的，对单位负责人、直接负责的主管人员和其他直接责任人员依法给予降级、撤职或者开除的处分。

第八十四条 违反本法第十七条、第十八条规定，有关部门擅自批准建设项目或者发放施工许可的，对该部门直接负责的主管人员和其他直接责任人员，由监察机关或者上级机关依法给予记过直至开除的处分。

第八十五条 县级以上地方人民政府在职业病防治工作中未依照本法履行职责，本行政区域出现重大职业病危害事故、造成严重社会影响的，依法对直接负责的主管人员和其他直接责任人员给予记大过直至开除的处分。

县级以上人民政府职业卫生监督管理部门不履行本法规定的职责，滥用职权、玩忽职守、徇私舞弊，依法对直接负责的主管人员和其他直接责任人员给予记大过或者降级的处分；造成职业病危害事故或者其他严重后果的，依法给予撤职或者开除的处分。

第八十六条 违反本法规定，构成犯罪的，依法追究刑事责任。

第七章 附 则

第八十七条 本法下列用语的含义：

职业病危害，是指对从事职业活动的劳动者可能导致职业病的各种危害。职业病危害因素包括：职业活动中存在的各种有害的化学、物理、生物因素以及在作业过程中产生的其他职业有害因素。

职业禁忌，是指劳动者从事特定职业或者接触特定职业病危害因素时，比一般职业人群更易于遭受职业病危害和罹患职业病或者可能导致原有自身疾病病情加重，或者在从事作业过程中诱发可能导致对他人生命健康构成危险的疾病的个人特殊生理或者病理状态。

第八十八条　本法第二条规定的用人单位以外的单位，产生职业病危害的，其职业病防治活动可以参照本法执行。

劳务派遣用工单位应当履行本法规定的用人单位的义务。

中国人民解放军参照执行本法的办法，由国务院、中央军事委员会制定。

第八十九条　对医疗机构放射性职业病危害控制的监督管理，由卫生行政部门依照本法的规定实施。

第九十条　本法自 2002 年 5 月 1 日起施行。

附录2

国家安全监管总局关于开展用人单位职业卫生基础建设活动的通知

（安监总安健〔2013〕38号）

各省、自治区、直辖市及新疆生产建设兵团安全生产监督管理局，有关中央企业，各有关单位：

为强化用人单位职业卫生基础建设，推动用人单位落实职业病防治主体责任，切实保护劳动者健康权益，减少职业病的发生，国家安全监管总局决定2013—2015年在全国开展用人单位职业卫生基础建设活动。现将有关事项通知如下：

一、充分认识开展用人单位职业卫生基础建设活动的重要意义

目前我国职业病防控形势十分严峻，职业病人总量大，且报告职业病例数呈连年上升趋势。同时，职业病危害分布领域广、接触危害人数多，群体性职业病事件屡有发生，社会影响大。其重要原因是用人单位主体责任不落实，历史欠账多，基础工作薄弱，作业环境恶劣。国家有关职业病防治法律法规明确规定，用人单位是职业病防治的责任主体，应当依法落实法律法规规定的各项措施和义务。这次职业卫生基础建设活动的内容涵盖了用人单位在预防环节应当履行的义务和职责。通过全面开展基础建设活动，可以有效引导用人单位对照要求，查找差距，逐步整改，落实用人单位职业病防治主体责任，提高职业卫生管理水平，改善劳动者的工作环境和条件。

国务院办公厅印发的《国家职业病防治规划（2009—2015年）》（国办发〔2009〕43号，以下简称《规划》），提出了2015

年要达到的规划目标。职业卫生基础建设活动紧密结合《规划》有关规划指标，提出了今后每年分别要达到的具体目标，有利于《规划》目标的按期全面完成。

二、年度目标和主要内容

（一）年度目标。

1. 2013 年目标：40% 以上存在职业病危害的用人单位达到基础建设要求。

2. 2014 年目标：70% 以上存在职业病危害的用人单位达到基础建设要求。

3. 2015 年目标：存在职业病危害的用人单位全部达到基础建设要求。

（二）主要内容。

职业卫生基础建设活动的主要内容分为责任体系、规章制度、管理机构、前期预防、工作场所管理、防护设施、个人防护、教育培训、健康监护、应急管理 10 个方面，具体内容详见《用人单位职业卫生基础建设主要内容及检查方法》（ZW－JB－2013－002）。各级安全监管部门要督促指导用人单位按照基础建设的主要内容开展建设活动，查找差距，并限期整改；逾期不改正的，要按照《职业病防治法》等法律法规进行相应的处罚；情节严重的，责令停止产生职业病危害的相关作业。到 2015 年仍达不到基础建设要求的，安全监管部门应当按照《职业病防治法》第七十三条和第七十六条的规定，提请有关人民政府按照国务院规定的权限责令关闭。

三、工作措施

（一）搞好宣传发动。地方各级安全监管部门要根据本通知精神，结合实际制定具体的实施方案。要利用《职业病防治法》宣传周以及各种媒体，广泛宣传职业卫生基础建设活动的重要意义和具体要求，提高用人单位参与基础建设活动的积极性和主动

性。同时，要做好辖区内存在职业病危害的用人单位的摸底工作，为分行业、分阶段推进基础建设活动奠定基础。

（二）开展试点示范。按照“先试点，后示范，再全面”的原则，选择职业卫生监管工作基础较好、积极性较高的地区，以及职业病危害严重的行业领域进行试点，探索基础建设活动的开展方式、运行机制，形成一批先进地区和示范单位，以点带面，形成辐射效应。

（三）加强培训指导。及时总结试点示范经验，加大培训力度，让监管人员尤其是基层一线监管人员和用人单位负责人了解基础建设活动的方式和步骤。上一级安全监管部门要加强对下级的指导，及时发现和解决基础建设活动中的问题。

（四）强化督促检查。组织用人单位对照《用人单位职业卫生基础建设活动主要内容及检查方法》，认真开展自查，并对发现的问题进行整改。省级安全监管部门要制定具体的基础建设考核目标，层层分解抓好落实，并加强检查与指导。各省级安全监管部门要于每年年底将本地区年度建设活动开展情况以及考核目标实现情况报送国家安全监管总局职业健康司。

（五）加强组织领导。各地区要切实加强领导，制定方案，积极组织开展用人单位职业卫生基础建设活动，并与监督执法紧密结合，确保基础建设活动顺利开展、取得实效。请于2015年第四季度对三年基础建设活动开展情况进行全面总结，逐级汇总上报。国家安全监管总局将对基础建设活动情况进行全面总结。

国家安全监管总局
2013年3月27日

附件：用人单位职业卫生基础建设主要内容及检查方法

附件

用人单位职业卫生基础建设主要内容及检查方法

企业名称：________ 联系人：________ 电话：________

项目	主要内容	检查方法	检查结果
1 责任体系 （B001）	建立职业病防治责任制度	查阅书面文件的职业病防治责任制度。责任制度应具体包括主要负责人、分管负责人、管理人员以及劳动者等各类人员的职业病防治职责和义务，还应包括职业卫生领导机构、职业卫生管理部门以及用人单位其他相关管理部门在职业卫生管理方面的职责和要求	
2 规章制度 （B002）	建立健全职业卫生管理制度	查阅书面文件的职业卫生管理制度。管理制度包括警示与告知制度、申报制度、宣传教育培训制度、防护设施维护检修制度、防护用品管理制度、监测及评价管理制度、职业卫生“三同时”管理制度、职业健康监护及其档案管理制度、职业病危害事故处置与报告制度、应急救援与管理制度、岗位职业卫生操作规程等《工作场所职业卫生监督管理规定》（国家安全生产监督管理总局令第47号）要求的管理制度。重点检查制度的针对性和落实情况	

续上表

项目	主要内容	检查方法	检查结果
3 管理机构 （B003）	3.1 设置或指定职业卫生管理机构	查阅用人单位相关文件，文件应明确设置或指定职业卫生管理机构或者组织，并检查机构或组织工作开展情况	
	3.2 配备专职或兼职职业卫生管理人员	查阅文件，危害严重或劳动者超过100人的用人单位应当配备专职的职业卫生管理人员；其他存在职业病危害的用人单位，劳动者在100人以下的，应当配备专职或者兼职的职业卫生管理人员。并当面核实管理人员的工作情况	
	3.3 建立健全职业卫生档案	档案内容应当包括职业病防治责任制文件；职业卫生管理规章制度与操作规程；工作场所职业病危害因素种类清单；岗位分布以及作业人员接触情况等资料；职业病防护设施、应急救援设施基本信息，以及其配置、使用、维护、检修与更换等记录；工作场所职业病危害因素检测、评价报告与记录；职业病防护用品配备、发放、维护与更换等记录；主要负责人、职业卫生管理人员和职业病危害严重工作岗位的劳动者等相关人员职业卫生培训资料；职业病危害事故报告与应急处置记录；劳动者职业健康检查结果汇总资料，存在职业禁忌、职业健康损害或者职业病的劳动者处理和安置情况记录；建设项目职业卫生“三同时”有关技术资料，以及其备案、审核、审查或者验收等有关回执或者批复文件；职业病危害项目申报等有关回执或者批复文件等《工作场所职业卫生监督管理规定》（国家安全生产监督管理总局令第47号）要求的档案	

续上表

项目	主要内容	检查方法	检查结果
4 前期预防 （B004）	4.1 职业病危害项目申报	查阅安监部门申报回执，重要事项变更是否及时进行变更申报	
	4.2 建设项目预评价报告经安监部门审核通过	检查用人单位2012年6月1日后即《建设项目职业卫生“三同时”监督管理暂行办法》（国家安全生产监督管理总局令第51号）颁布以来新建、改建、扩建和技术改造、技术引进建设项目（首先查建设项目清单）职业病危害预评价报告及批复	
	4.3 职业病危害严重的建设项目，其防护设施设计经过安监部门审查	检查用人单位2012年6月1日后即《建设项目职业卫生“三同时”监督管理暂行办法》（国家安全生产监督管理总局令第51号）颁布以来新建、改建、扩建和技术改造、技术引进建设项目职业病防护设施设计专篇审查及有关批复	
	4.4 建设项目竣工时，职业病危害控制效果评价报告经安监部门审核通过，职业病防护设施经安监部门验收合格	检查用人单位2012年6月1日后即《建设项目职业卫生“三同时”监督管理暂行办法》（国家安全生产监督管理总局令第51号）颁布以来新建、改建、扩建和技术改造、技术引进建设项目职业病危害控制效果评价报告及验收批复	
	4.5 优先采用有利于职业病防治和保护劳动者健康的新技术、新工艺和新材料	综合评估用人单位的工艺、技术、装备和材料的先进水平（与现阶段国内同类用人单位相比，工艺、技术、装备和材料较为先进，主要考虑密闭化、机械化、自动化，低毒或无毒原料等因素）	

续上表

项目	主要内容	检查方法	检查结果
4 前期 预防 (B004)	4.6 不生产、经营、进口和使用国家明令禁止的可能产生职业病危害的设备和材料	监管机构查阅最新国家产业政策文件（国家发展和改革委员会公布的《产业结构调整指导目录》和国家工业和信息化部相关行业准入条件），并进行核对	
	4.7 对有危害的技术、工艺和材料不得隐瞒其危害而采用；主要原材料有 MSDS（物质安全数据表）	主要检查原辅材料的有毒有害成分是否明确（检查用人单位对供应商有无提出书面要求，且供应商是否提供）	
	4.8 可能产生职业病危害的设备有中文说明书	现场查看有无中文说明书	
	4.9 在可能产生职业病危害的设备的醒目位置设置警示标识和中文警示说明	依据《工作场所职业病危害警示标识》（GBZ 158）和《高毒物品作业岗位职业病危害告知规范》（GBZ/T 203），现场查看主要产生粉尘、有毒物质或放射性的设备有无警示标识、中文警示说明和告知卡（重点检查存在矽尘、石棉粉尘、高毒和放射性物质危害的设备）	
	4.10 使用、生产、经营产生职业病危害的化学品有中文说明书	现场查看原料包装有没有中文说明书	

续上表

项目	主要内容	检查方法	检查结果
4 前期预防 (B004)	4.11 使用放射性同位素和含有放射性物质材料的，有中文说明书	现场检查（《电离辐射防护与辐射源安全基本标准》（GB 1887）豁免的放射性同位素除外）	
	4.12 不得转嫁有职业病危害的作业给不具备职业病防护条件的单位和个人	查阅有关用人单位文件和外包合同是否明确职业卫生管理责任，重点检查劳务派遣用工单位职业卫生管理状况，是否落实劳动合同告知、职业健康监护与个体防护用品发放等情况	
5 工作场所管理 (B005)	5.1 工作场所职业病危害因素的强度或者浓度符合国家职业卫生标准	查阅检测报告（关注检测时工况与气象条件），重点检查矽尘、石棉粉尘、高毒物品和放射性物质浓度或强度达标情况	
	5.2 有害和无害作业分开	现场检查，主要检查接触矽尘、石棉粉尘、高毒物质岗位是否与其他岗位隔离，接触有毒、有害岗位与无危害岗位是否隔开；有毒物品和粉尘的发生源是否布置在操作岗位下风侧	
	5.3 工作场所与生活场所分开，工作场所不得住人	现场检查	
	5.4 可能发生急性职业病危害事故的有毒、有害工作场所设置报警装置	按照《工作场所有毒气体检测报警装置设置规范》（GBZ/T 233）的设置要求进行现场检查	

续上表

项目	主要内容	检查方法	检查结果
5 工作场所管理 (B005)	5.5 可能发生急性职业病危害事故的有毒、有害工作场所配置现场急救用品	现场检查［可参考《工业企业设计卫生标准》(GBZ 1) 附录 A.4，急救箱配置药品应与现场易致中毒物质相匹配，劳动者可及时获取药品］	
	5.6 可能发生急性职业损伤的有毒、有害工作场所配置冲洗设备	在酸、碱作业场所必须配备应急喷淋洗眼器，保证一旦发生事故，劳动者及时获得冲洗	
	5.7 放射工作场所配置安全联锁与报警装置	现场检查	
	5.8 一般有毒作业场所设置黄色区域警示线，高毒作业场所设置红色区域警示线	现场检查	
	5.9 专人负责职业病危害因素日常监测	查阅用人单位监测记录或报告，重点检查粉尘与高毒物品的日常监测	
	5.10 按规定每年至少一次对工作场所职业病危害因素进行检测	查阅用人单位由具有资质机构出具的检测报告，并注重检查检测点是否满足《工作场所空气中有害物质监测的采样规范》(GBZ 159) 选点原则与数量要求	

续上表

项目	主要内容	检查方法	检查结果
5 工作场所管理（B005）	5.11 职业病危害严重的用人单位每三年至少进行一次职业病危害现状评价	检查重点：职业病危害严重且未开展过职业卫生“三同时”的用人单位在《工作场所职业卫生监督管理规定》（国家安全生产监督管理总局令第47号）颁布后是否开展现状评价	
	5.12 在醒目位置公布有关职业病防治的规章制度和操作规程	现场检查、核实公告栏	
	5.13 产生严重职业病危害的作业岗位，在其醒目位置设置警示标识和中文警示说明	现场重点检查存在矽尘、石棉粉尘、高毒和放射性物质的岗位	
	5.14 签订劳动合同，并在合同中载明可能产生的职业病危害及其后果；并载明职业病防护措施和待遇	抽查劳动合同是否有相关条款进行告知，或者有没有补充合同或专项合同	
	5.15 在醒目位置公布职业病危害事故应急救援措施	仅针对可能产生急性中毒的工作场地所进行现场检查	

续上表

项目	主要内容	检查方法	检查结果
5 工作场所管理（B005）	5.16 作业场所职业病危害因素监测、评价结果告知	检查通过公告栏、书面通知或其他有效方式告知情况，现场询问3名劳动者	
	5.17 告知劳动者职业健康检查结果	现场选择劳动者3名，进行询问核实	
	5.18 对于患职业病或职业禁忌证的劳动者，企业应告知本人	如存在职业病或职业禁忌，抽查询问1名存在职业禁忌的劳动者	
6 防护设施（B006）	6.1 职业病防护设施台账齐全	现场查阅台账	
	6.2 职业病防护设施配备齐全	重点检查矽尘、石棉粉尘、高毒或放射性工作场所的设施配备情况	
	6.3 职业病防护设施有效	查阅设施设计方案、检测报告，并现场测量	
	6.4 及时维护、定期检测职业病防护设施	查维修和检测记录	

续上表

项目	主要内容	检查方法	检查结果
7 个人防护 （B007）	7.1 有个人职业病防护用品采购计划，并组织实施	查阅个人职业病防护用品采购发票	
	7.2 按标准配备符合防治职业病要求的个人防护用品	查防护用品的生产许可证、产品合格证和特种劳动防护用品安全标志以及产品说明书。配备标准参照《个体防护装备选用规范》（GB/T 11651）。对可能接触电离辐射危害的劳动者，检查其佩戴热释光个体剂量计的情况，并查阅相关资料，检查个体剂量是否按规定进行监测	
	7.3 有个人职业病防护用品发放登记记录，并及时更换个人职业病防护用品	现场查阅，有无个人领用和更换签字	
	7.4 劳动者正确佩戴、使用个人防护用品	现场检查，记录未按要求佩戴劳动者的数量	
8 教育培训 （B008）	8.1 用人单位的主要负责人和职业卫生管理人员接受职业卫生培训	核查培训证书（可对主要负责人和管理人员进行考试）	
	8.2 对上岗前的劳动者进行职业卫生教育培训	检查培训记录，特别是接触危害岗位劳动者的培训	

续上表

项目	主要内容	检查方法	检查结果
8 教育培训 （B008）	8.3 定期对在岗期间的劳动者进行职业卫生教育培训	检查培训记录，特别是接触危害岗位劳动者的培训。（现场抽考3名劳动者）	
9 健康监护 （B009）	9.1 按规定组织上岗前的职业健康检查	检查劳动合同和上岗前职业健康监护档案	
	9.2 按规定组织在岗期间的职业健康检查	检查在岗劳动者档案和职业健康监护档案，重点检查体检项目与体检周期是否满足《职业健康监护技术规范》（GBZ 188）标准要求	
	9.3 按规定组织离岗时的职业健康检查	检查离岗劳动者档案和职业健康监护档案	
	9.4 禁止有职业禁忌证的劳动者从事其所禁忌的作业；调离并妥善安置有职业健康损害的劳动者	检查有关劳动者调岗记录，抽查1～3名有职业健康损害的劳动者，有无调令	
	9.5 未进行离岗职业健康检查，不得解除或者终止劳动合同	检查离岗劳动者劳动合同，不进行职业健康检查、自愿离岗者应有书面签字	
	9.6 如实、无偿为劳动者提供职业健康监护档案复印件	查阅劳动合同有关制度，以及现场询问劳动者	

续上表

项目	主要内容	检查方法	检查结果
9 健康监护（B009）	9.7 对遭受急性职业病危害的劳动者进行健康检查和医学观察	查阅有关制度、报销单据	
	9.8 禁止安排未成年工从事接触职业病危害的作业	查阅劳动合同，现场抽查劳动者	
	9.9 不安排孕期、哺乳期的女职工从事对本人和胎儿、婴儿有危害的作业	依据《女职工劳动保护特殊规定》，现场抽查询问3名女职工	
	9.10 对从事接触职业病危害的作业劳动者，给予适当岗位补贴	查阅发放和领取记录	
10 应急管理（B010）	10.1 建立健全急性职业病危害事故应急救援预案	本项目针对存在急性中毒风险的用人单位，急性职业病危害事故应急救援预案应明确责任人、组织机构、事故发生后的疏通线路、技术方案、救援设施的维护和启动、救护方案等（检查包括特殊应急救援药品的准备，没有救援条件的单位是否与最近有救援条件的医疗单位签订救援协议等）	

续上表

项目	主要内容	检查方法	检查结果
10 应急 管理 (B010)	10.2 定期维护应急救援设施，并保证其完好	现场查看有关记录	
	10.3 定期演练职业病危害事故应急救援预案	查演练记录	
	10.4 发生急性职业病危害事故应及时向所在地安监部门等有关部门报告	查阅报告情况	
总计 (60 项)	合格________项，不合格________项，合格率________%		

检查时间：　　年　　月　　日　　检查人签字：　　　　检查单位负责人签字：

附录3

高毒物品目录

（卫生部卫法监发〔2003〕142号）（摘录）

序号	毒物名称	MAC (mg/m³)	PC-TWA (mg/m³)	PC-STEL (mg/m³)
1	N－甲基苯胺	—	2	5
2	N－异丙基苯胺	—	10	25
3	氨	—	20	30
4	苯	—	6	10
5	苯胺	—	3	7.5
6	丙烯酰胺	—	0.3	0.9
7	丙烯腈	—	1	2
8	对硝基苯胺	—	3	7.5
9	对硝基氯苯/二硝基氯苯	—	0.6	1.8
10	二苯胺	—	10	25
11	二甲基苯胺	—	5	10
12	二硫化碳	—	5	10
13	二氯代乙炔	0.4	—	—
14	二硝基苯（全部异构体）	—	1	2.5
15	二硝基（甲）苯	—	0.2	0.6
16	二氧化（一）氮	—	5	10
17	甲苯－2，4－二异氰酸酯（TDI）	—	0.1	0.2
18	氟化氢	2	—	—
19	氟及其化合物（不含氟化氢）	—	2	5
20	镉及其化合物	—	0.01	0.02

续上表

序号	毒物名称	MAC（mg/m³）	PC-TWA（mg/m³）	PC-STEL（mg/m³）
21	铬及其化合物	0.05	0.15	—
22	汞	—	0.02	0.04
23	碳酰氯	0.5	—	—
24	黄磷	—	0.05	0.1
25	甲（基）肼	0.08	—	—
26	甲醛	0.5	—	—
27	焦炉逸散物	—	0.1	0.3
28	肼，联氨	—	0.06	0.13
29	可溶性镍化物	—	0.5	1.5
30	磷化氢，膦	0.3	—	—
31	硫化氢	10	—	—
32	硫酸二甲酯	—	0.5	1.5
33	氯化汞	—	0.025	0.025
34	氯化萘	—	0.5	1.5
35	氯甲基醚	0.005	—	—
36	氯，氯气	1	—	—
37	氯乙烯，乙烯基氯		10	25
38	锰化合物（锰尘、锰烟）	—	0.15	0.45
39	镍与难溶性镍化物	—	1.0	2.5
40	铍及其化合物	—	0.000 5	0.001
41	偏二甲基肼	—	0.5	1.5
42	铅：尘／烟	0.05	—	—
		0.03	—	—

续上表

序号	毒物名称	MAC (mg/m^3)	PC-TWA (mg/m^3)	PC-STEL (mg/m^3)
43	氰化氢（按 CN 计）	1	—	—
44	氰化物（按 CN 计）	1	—	—
45	三硝基甲苯	—	0. 2	0. 5
46	砷化（三）氢，胂	0. 03	—	—
47	砷及其无机化合物	—	0. 01	0. 02
48	石棉总尘/纤维		0. 8 0. 8 f/mL	1. 5 1. 5 f/mL
49	铊及其可溶化合物	—	0. 05	0. 1
50	（四）羰基镍	0. 002	—	—
51	锑及其化合物	—	0. 5	1. 5
52	五氧化二钒烟尘	—	0. 05	0. 15
53	硝基苯	—	2	5
54	一氧化碳（非高原）	—	20	30

注：MAC 为工作场所空气中有毒物质最高容许浓度。PC-TWA 为工作场所空气中有毒物质时间加权平均容许浓度。PC-STEL 为工作场所空气中有毒物质短时间接触容许浓度。

附录4

职业健康检查项目与周期

（GBZ 188—2007）（节选）

有害因素名称	上岗前检查目标疾病	在岗检查目标疾病	检查周期	离岗检查目标疾病
铅及其无机化合物	贫血、卟啉病、多发性周围神经病	职业性慢性铅中毒	1年	职业性慢性铅中毒
汞及其无机化合物	慢性口腔炎、慢性肾脏疾病、中枢神经系统器质性疾病、各类精神病	职业性急性汞中毒、职业性慢性汞中毒	接触汞超标的1年1次；接触汞不超标的2年1次	职业性慢性汞中毒
镉及其无机化合物	慢性肾小管－间质性肾病、慢性阻塞性肺病、支气管哮喘、慢性间质性肺病、原发性骨质疏松症	职业性慢性镉中毒、职业性急性镉中毒、金属烟热	1年	职业性慢性镉中毒
有机锡化合物	中枢神经系统器质性疾病、慢性肝炎、慢性肾炎、钾代谢障碍	职业性急性有机锡中毒	2年	—

续上表

有害因素名称	上岗前检查目标疾病	在岗检查目标疾病	检查周期	离岗检查目标疾病
苯（接触工业甲苯、二甲苯参照执行）	(1) 血常规检出有如下异常者：白细胞计数低于 4.5×10^9 个/L；血小板计数低于 8.0×10^{10} 个/L；红细胞计数男性低于 4.0×10^{12} 个/L，女性低于 3.5×10^{12} 个/L或血红蛋白定量男性低于120 g/L，女性低于110 g/L。(2) 造血系统疾病如各种类型的贫血、白细胞减少症和粒细胞缺乏症、血红蛋白病、血液肿瘤以及凝血障碍疾病等。(3) 脾功能亢进	职业性慢性苯中毒、职业性苯所致白血病、职业性急性苯中毒、职业性急性甲苯中毒	劳动者接触苯浓度超标的1年1次；接触苯浓度不超标的2年1次	职业性慢性苯中毒、职业性苯所致白血病
二硫化碳	周围神经病、糖尿病、视网膜病变		1年	
四氯化碳	慢性肝炎、慢性肾炎	职业性中毒性肝病、职业性急性四氯化碳中毒	1年	职业性中毒性肝病

续上表

有害因素名称	上岗前检查目标疾病	在岗检查目标疾病	检查周期	离岗检查目标疾病
甲醇	视网膜及视神经病	职业性急性甲醇中毒	2年	
汽油	过敏性皮肤疾病、神经系统器质性疾病	职业性溶剂汽油中毒（慢性）、汽油致职业性皮肤病、职业性溶剂汽油中毒	1年	职业性溶剂汽油中毒（慢性）、汽油致职业性皮肤病
二氯乙烷	中枢神经系统器质性疾病、慢性肝炎、慢性肾炎、心肌病	职业性急性二氯乙烷中毒	2年	
正己烷	多发性周围神经病、糖尿病	职业性慢性正己烷中毒、职业性急性正己烷中毒	1年	职业性慢性正己烷中毒
二氧化硫	慢性阻塞性肺病、支气管哮喘、支气管扩张、慢性间质性肺病	急性二氧化硫中毒、化学性眼部灼伤	2年	

续上表

有害因素名称	上岗前检查目标疾病	在岗检查目标疾病	检查周期	离岗检查目标疾病
氨	慢性阻塞性肺病、支气管哮喘、间质性肺病伴有肺纤维化、支气管扩张	职业性急性氨气中毒	2年	
甲醛	慢性阻塞性肺病、支气管哮喘、慢性间质性肺病、支气管扩张	职业性急性甲醛中毒	2年	
三氯乙烯	慢性肝炎、慢性肾炎、过敏性皮肤病、中枢神经系统器质性疾病	职业性急性三氯乙烯中毒	2年	
氰及腈类化合物	慢性肝炎、中枢神经系统器质性疾病	职业性急性氰化物中毒、职业性急性腈类化合物中毒	2年	
酸雾或酸酐	牙本质过敏、因反流性食道炎和胃、十二指肠溃疡等非职业性因素致牙酸蚀病、慢性阻塞性肺病、支气管哮喘	职业性牙酸蚀病、职业性化学性眼灼伤、职业性皮肤灼伤、职业性急性化学性中毒性气管炎、肺炎	2年	职业性牙酸蚀病

续上表

有害因素名称	上岗前检查目标疾病	在岗检查目标疾病	检查周期	离岗检查目标疾病
游离二氧化硅粉尘（结晶型二氧化硅粉尘）	活动性肺结核病、慢性阻塞性肺病、慢性间质性肺病、伴肺功能损害的疾病	矽肺	接触矽尘浓度超标的1年1次，接触矽尘浓度不超标的2年1次	矽肺
煤尘（包括煤矽尘）	活动性肺结核病、慢性阻塞性肺病、慢性间质性肺病、伴肺功能损害的疾病	煤工尘肺、煤矿井下工人滑囊炎	煤尘超标的2年1次，不超标的3年1次	煤工尘肺、煤矿井下工人滑囊炎
石棉粉尘	活动性肺结核病、慢性阻塞性肺病、慢性间质性肺病、伴肺功能损害的疾病	石棉肺、石棉所致肺癌、间皮瘤	石棉尘超标的1年1次，不超标的2年1次	石棉肺、石棉所致肺癌、间皮瘤

续上表

有害因素名称	上岗前检查目标疾病	在岗检查目标疾病	检查周期	离岗检查目标疾病
其他粉尘包括：炭黑粉尘、石墨粉尘、滑石粉尘、云母粉尘、水泥粉尘、铸造粉尘、陶瓷粉尘、铝尘（铝、铝矾土、氧化铝）、电焊烟尘等	活动性肺结核病、慢性阻塞性肺病、慢性间质性肺病、伴肺功能损害的疾病	石墨尘肺、炭黑尘肺、滑石尘肺、水泥尘肺、云母尘肺、陶工尘肺、铝尘肺、电焊工尘肺、铸工尘肺和其他尘肺	粉尘超标的2年至3年1次，不超标的4年1次	石墨尘肺、炭黑尘肺、滑石尘肺、水泥尘肺、云母尘肺、陶工尘肺、铝尘肺、电焊工尘肺、铸工尘肺和其他尘肺
噪声	各种原因引起永久性感音神经性听力损失（500 Hz、1000 Hz和200 Hz中任一频率的纯音气导听阈 >25 dBHL）、Ⅱ期高血压和器质性心脏病、中度以上传导性耳聋	职业性听力损伤	1年	职业性听力损伤
振动	周围神经系统器质性疾病、雷诺病	职业性手臂振动病	2年	职业性手臂振动病

续上表

有害因素名称	上岗前检查目标疾病	在岗检查目标疾病	检查周期	离岗检查目标疾病
高温	Ⅱ期高血压、活动性消化性溃疡、慢性肾炎、未控制的甲亢、糖尿病、大面积皮肤疤痕	职业性中暑	1年	
紫外辐射（紫外线）	（1）活动性角膜疾病；（2）白内障；（3）面、手背和前臂等暴露部位严重的皮肤病；（4）白化病	职业性电光性皮炎、职业性白内障	2年	职业性白内障
微波	神经系统器质性疾病、白内障	职业性白内障	3年	职业性白内障

附录5

深圳市职业卫生技术服务机构名单

（更新至2013年7月）

序号	地区	机构名称	单位地址	联系电话	技术服务项目	证书编号
1	罗湖	深圳市职业病防治院	深圳市罗湖区桂园北路70号	0755－61385642	职业病危害因素检测与评价	粤卫职技字（2007年）第064号
					放射卫生防护检测与评价	
					建设项目职业病危害评价（乙级，职业卫生/放射防护）	
2	宝安	深圳市宝安区疾病预防控制中心	深圳市宝安区宝城龙井二路116号	0755－27870772	职业病危害因素检测与评价	粤卫职技字（2004年）第011号
					建设项目职业病危害评价（乙级，职业卫生）	
3	宝安	深圳市宝安区西乡预防保健所	深圳市宝安区西乡街道龙珠路38号	0755－27953021	职业病危害因素检测与评价	粤卫职技字（2004年）第018号
					建设项目职业病危害评价（乙级，职业卫生）	

续上表

序号	地区	机构名称	单位地址	联系电话	技术服务项目	证书编号
4	宝安	深圳市宝安区福永预防保健所	深圳市宝安区福永街道德丰路 81 号	0755－27384943	职业病危害因素检测与评价	粤卫职技字（2005 年）第 036 号
					建设项目职业病危害评价（乙级，职业卫生）	
5	宝安	深圳市宝安区沙井预防保健所	深圳市宝安区沙井街道办沙井大街 3 号	0755－27203905	职业病危害因素检测与评价	粤卫职技字（2004 年）第 029 号
					建设项目职业病危害评价（乙级，职业卫生）	
6	宝安	深圳市宝安区松岗预防保健所	深圳市宝安区松岗街道沙江路	0755－27711769	职业病危害因素检测与评价	粤卫职技字（2004 年）第 027 号
					建设项目职业病危害评价（乙级，职业卫生）	
7	宝安	深圳市宝安区石岩预防保健所	深圳市宝安区石岩街道宝石西路 24 号	0755－27644902	职业病危害因素检测与评价	粤卫职技字（2005 年）第 033 号

续上表

序号	地区	机构名称	单位地址	联系电话	技术服务项目	证书编号
8	罗湖	深圳市罗湖区疾病预防控制中心	深圳市贝丽南路25号	0755－25611286	职业病危害因素检测与评价	粤卫职技字（2004年）第020号
					建设项目职业病危害评价（乙级，职业卫生）	
9	福田	深圳市福田区疾病预防控制中心	深圳市福田区红荔路8043号	0755－82034673	职业病危害因素检测与评价	粤卫职技字（2004年）第019号
					建设项目职业病危害评价（乙级，职业卫生）	
10	南山	深圳市南山区疾病预防控制中心	深圳市南山区南商路95号	0755－26640883	职业病危害因素检测与评价	粤卫职技字（2004年）第017号
					建设项目职业病危害评价（乙级，职业卫生）	
11	龙岗	深圳市龙岗区疾病预防控制中心	深圳市龙岗区中心城清林中路	0755－28924873	职业病危害因素检测与评价	粤卫职技字（2004年）第022号
					建设项目职业病危害评价（乙级，职业卫生）	

续上表

序号	地区	机构名称	单位地址	联系电话	技术服务项目	证书编号
12	龙岗	深圳市龙岗区横岗预防保健所	深圳市龙岗区横岗街道松柏路278号	0755-28600218	职业病危害因素检测与评价	粤卫职技字(2009年)第083号
13	龙岗	深圳市龙岗区坪地预防保健所	深圳市龙岗区坪地街道富民路71-77号	0755-84096722	职业病危害因素检测与评价	粤卫职技字(2011年)第098号
14	坪山	深圳市坪山新区疾病预防控制中心	深圳市坪山新区坪山办事处宝山第二工业区第二栋	0755-28829631	职业病危害因素检测与评价 建设项目职业病危害评价(乙级,职业卫生)	粤卫职技字(2012年)第113号
15	盐田	深圳市盐田区疾病预防控制中心	深圳市盐田区海景二路1086号	0755-25257490	职业病危害因素检测与评价 建设项目职业病危害评价(乙级,职业卫生)	粤卫职技字(2004年)第021号
16	龙华	深圳市龙华新区龙华预防保健所	深圳市龙华新区龙华街道龙华路	0755-27707791	职业病危害因素检测与评价 建设项目职业病危害评价(乙级,职业卫生)	粤卫职技字(2004年)第028号

续上表

序号	地区	机构名称	单位地址	联系电话	技术服务项目	证书编号
17	龙华	深圳市龙华新区观澜预防保健所	深圳市龙华新区观澜人民公园路	0755－28010197	职业病危害因素检测与评价	粤卫职技字（2005年）第037号
18	宝安	深圳市华测检测技术股份有限公司	深圳市宝安区70区鸿威工业园C栋	0755－33681695	职业病危害因素检测与评价 建设项目职业病危害评价（乙级，职业卫生）	粤卫职技字（2011年）第103号
19	宝安	深圳市天鉴检测技术服务有限公司	深圳市宝安区67区留仙1路甲岸科技园一栋7楼	0755－33239933－8501	职业病危害因素检测与评价 放射卫生防护检测与评价 建设项目职业病危害评价（乙级，职业卫生）	粤卫职技字（2012年）第106号
20	宝安	深圳市中圳检测技术有限公司	深圳市宝安区西乡街道恒丰工业城1501室	0755－33016829－6829	职业病危害因素检测与评价	粤卫职技字（2013年）第118号
21	南山	深圳市谱尼测试有限公司	深圳市南山区创业路中兴工业城6栋1层、3层、6层，5栋1层－1	0755－26050909	职业病危害因素检测与评价	粤卫职技字（2013年）第116号

后 记

本书的产生带有点偶然性。几个月前，本书的主编和副主编黄先青两位职业卫生同行好友聊天，在谈到国家安全生产监督管理总局将在全国开展用人单位职业卫生基础建设活动一事时，感到用人单位实施起来可能有一定的难度。主要是法律和文件的规定过于原则性，不少用人单位不知如何理解和实施。但同时也感觉到此工作对保护员工身体健康、保障用人单位的平安发展很重要。凭着对职业卫生工作的深厚感情和强烈的时代责任感，我们觉得有责任站在用人单位的角度，为用人单位做点实事，可以发挥我们的专业特长和经验优势，为用人单位提供专业的务实性指导意见。于是我们产生了编写本书的想法。

本书编写人员为长期工作在职业卫生监督和技术服务第一线的资深专业人员，其中不少已经是用人单位的老朋友。他们秉着对事业负责的态度和精益求精的精神，利用业余时间，认真编写相关内容并三易其稿，力求达到应有的效果。本书凝聚着编写人员的心血和汗水，是集体智慧的结晶，在此对全体编写人员表示感谢！

本书在编写过程中得到了广东省安全生产监督管理局朱光华、深圳市卫生监督局黄锦生、邓奕明、钟晓宁、深圳市职业病防治院何家禧、深圳市宝安区卫生局杨北兵、深圳市龙岗区卫生监督所冯志明、深圳市宝安区新安街道办事处欧瑞志等单位的领导和专家的指导，为本书提供了宝贵意见，广东省安全生产监督管理局黄晗局长为本书作序，在此一并表示感谢！

本书的编写过程也是我们学习提高的过程，在为用人单位解惑的同时也解除了我们心中之困惑。既帮助了他人，又提升了自己，岂非人生一大乐事？

本书的编写分工如下：1 责任体系，陈伟武、董金华；2 规章制度，陈伟武、董金华；3 管理机构，唐飞、张胜；4 前期预防，4.1～4.8 为陈金茹、周伟，4.9～4.14 为赵转地、陈金茹；5 工作场所管理，5.1～5.6 为林祥吉、谌阿璟，5.7～5.11 为谌阿璟、林祥吉，5.12～5.13 为唐飞、张胜；6 防护设施，边寰锋、吕惠中；7 个人防护，边寰锋、吕惠中；8 教育培训，汪亚松、叶伟国；9 健康监护，张矗、赵转地；10 应急管理，钱旭、张矗。郭国强（深圳市宝安区西乡卫生监督所）、蔡日东（深圳市宝安区福永卫生监督所）负责对初稿合成进行统筹核校和修改，并补充了一些参考范本。全书由林炳杰、黄先青（深圳市职业病防治院）统稿、修改与审定。

林炳杰
2013 年 10 月